膜性肾病
中西医诊治专家说

主　　编　包　崑

副主编　黎　创　张清华　袁卓杰　王荣荣　苏卓伟

编　　委（按姓氏笔画排序）

马伟忠　王　艺　王　丹　王丽娟　王荣荣
左　琪　包　崑　吉春兰　刘　娟　刘金矗
江　莎　许晓娜　苏卓伟　苏佩玲　李　苹
张铭睿　张清华　林水宽　郑佳旋　单文君
洪晓帆　秦新东　袁　怡　袁卓杰　顾皓雯
黄小燕　黄敏均　龚　彬　梁　星　韩妙茹
谢雪英　蔡凤丹　黎　创　潘　会　魏艳丽

绘图人员　朱映东　包恬欣　吴梓优　何雨瑶

人民卫生出版社

·北　京·

图书在版编目（CIP）数据

膜性肾病中西医诊治专家说 / 包崑主编 . —北京：人民卫生出版社，2024.1

ISBN 978-7-117-35768-5

Ⅰ. ①膜… Ⅱ. ①包… Ⅲ. ①肾疾病 – 中西医结合 – 诊疗 Ⅳ. ①R692

中国国家版本馆 CIP 数据核字（2023）第 250369 号

人卫智网	www.ipmph.com	医学教育、学术、考试、健康，购书智慧智能综合服务平台
人卫官网	www.pmph.com	人卫官方资讯发布平台

膜性肾病中西医诊治专家说

Moxing Shenbing Zhongxiyi Zhenzhi Zhuanjia Shuo

主　　编：包　崑
出版发行：人民卫生出版社（中继线 010-59780011）
地　　址：北京市朝阳区潘家园南里 19 号
邮　　编：100021
E - mail：pmph @ pmph.com
购书热线：010-59787592　010-59787584　010-65264830
印　　刷：人卫印务（北京）有限公司
经　　销：新华书店
开　　本：889 × 1194　1/32　　印张：7
字　　数：140 千字
版　　次：2024 年 1 月第 1 版
印　　次：2024 年 1 月第 1 次印刷
标准书号：ISBN 978-7-117-35768-5
定　　价：50.00 元
打击盗版举报电话：010-59787491　E-mail：WQ @ pmph.com
质量问题联系电话：010-59787234　E-mail：zhiliang @ pmph.com
数字融合服务电话：4001118166　E-mail：zengzhi @ pmph.com

项目资助

1. 省部共建中医湿证国家重点实验室（广州中医药大学第二附属医院）

   项目编号：SZ2021ZZ09，SZ2021ZZ36

2. 粤港澳中医药与免疫疾病研究联合实验室

   项目名称：2020 广东省科技创新战略专项资金（粤港澳联合实验室）

   项目编号：2020B1212030006

3. 广州中医药大学“双一流”与高水平大学学科协同创新项目

   项目名称：膜性肾病湿证的论治体系研究

   项目编号：2021xk50

4. 广东省自然科学基金资助项目

   项目编号：2022A1515011628

5. 广州市科学技术局市校（院）联合资助项目

   项目编号：202102010212

主编简介

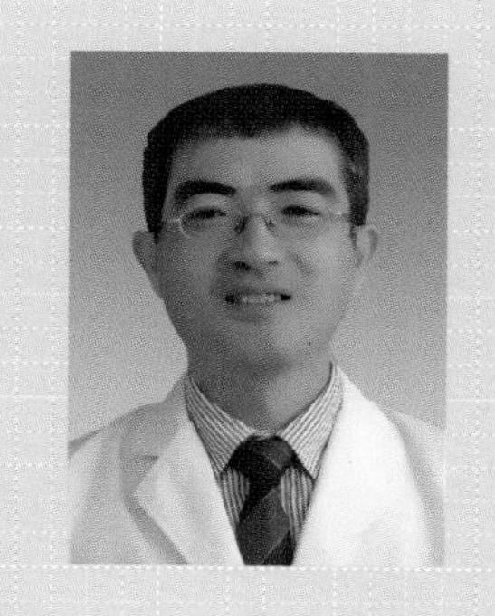

包崑，主任医师，博士生导师，博士后合作导师。广东省中医院(广州中医药大学第二附属医院)大学城医院肾内科主任，广东省中医院中医药防治膜性肾病创新团队负责人。

现任广东省基层医药学会中西医结合肾病专业委员会主任委员，广东省中医药学会肾病专业委员会副主任委员，广东省中西医结合学会代谢性肾病专业委员会副主任委员，中华中医药学会肾病分会委员，广东省医学会血液净化分会委员。

从事中西医结合防治慢性肾脏病的临床、科研和教学工作30余年，发挥中医药优势诊治疑难、危重肾脏疾病。目前致力于研究膜性肾病的中医病机演变规律，提出膜性肾病患者的主要病机是气虚、血瘀、湿阻相兼为患，湿阻是膜性肾病风险升高的主要因素，探索膜性肾病“从湿论治”的诊治方案与作用机制研究，着重提高中西医结合治疗膜性肾病的疗效。

先后获国家自然科学基金、广东省自然科学基金、省部共建中医湿证国家重点实验室、粤港澳中医药与免疫疾病研究联合实验室、广东省中医药防治难治性慢病重点实验室、广州中医药大学“双一流”与高水平大学学科协同创新项目等各级课题资助。已发表论文50余篇，主编著作1部，作为主要起草人完成中华中医药学会团体标准2项。培养研究生30余名。

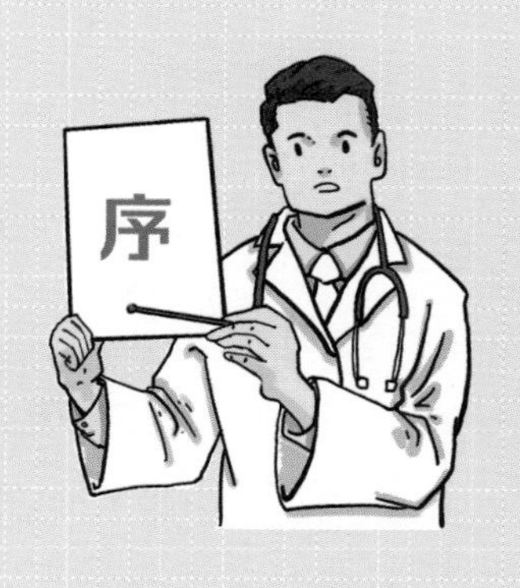

膜性肾病是引起成年人肾病综合征的常见原因，其病因较复杂，治疗方案多样，疾病预后差异大。然而，大多数患者对膜性肾病缺乏正确认识。有些患者过度焦虑，整日惶恐不眠，坐立难安，严重影响生活质量。有些患者因理解偏差不能及时、按时就诊，治疗方案又频繁更替，导致疾病不仅难以缓解，还出现多种并发症。更有甚者，迷信“偏方”“验方”，误入陷坑，错过最佳治疗时机。这种情况下，一定要先让患者清醒地认识到膜性肾病诊疗的复杂性，再告知他们诊疗过程的长期性，明白相应的调养措施，充当自身健康的全程观察者、监督者，才能有效促进病情的缓解。

包崑教授编写的《膜性肾病中西医诊治专家说》，对膜性肾病的一些常见问题给予逐一解答。包崑教授是我的博士研究生，跟随我学习肾脏病知识多年，在临床、科研、教学等方面成长快、进步大，尤其近年针对膜性肾病开展了系列的基础与临床研究，取得了不俗的成绩。

本书科学严谨、通俗易懂，把晦涩难懂的临床诊治思路、诘屈聱牙的医学专业术语用浅显的文字进行表述，娓娓道来，不失为专业性、科学性与通俗性结合得非常好的一本科普书。我相信此书能帮助膜性肾病患者走出疾病的困扰。本书引用的文献数据精准，亦可作为医学生的入门书籍。阅读本书可以快速了解本病的诊疗进展。

包崑教授在工作繁杂之际，能带领科室医护人员和学生完成此书编撰，实属不易，感慨其用心负责，故乐而为之序。

[signature]

2023年10月

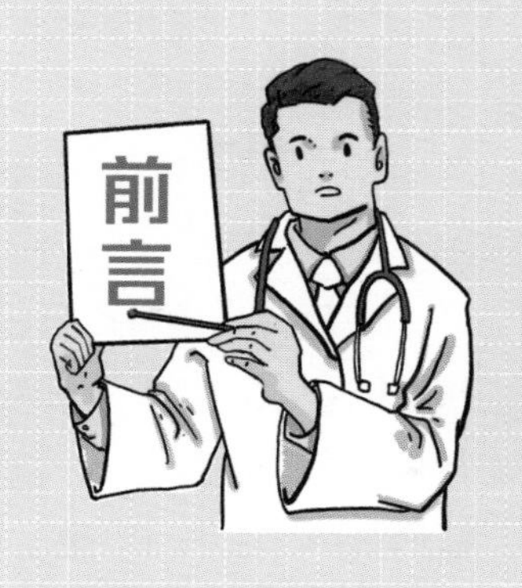

年青行医时，条件虽说艰苦，感觉却很好，总觉得事事都可以搞定。现从事肾病诊疗30余年了，每当在门诊或病房接诊时，时常感到患者的问题太多太复杂，如有些患者拿着网络平台上的一些知识来和我们沟通，患者及其家属的焦虑、恐惧不安甚至不信任，都导致工作难度加大，慢慢就有一种无力感弥漫开来，也深深体会到前辈医家们常说的“如履薄冰、如临深渊”的感觉。

好在总有些令人愉悦的小事情会冲走这种无力感。比如，患者寄来了一封感谢信，科室医护人员能按时上下班，学生们小心谨慎地送危重患者去做检查，家人也不再埋怨你的晚归而是给你留好了晚餐……

所以，慢慢又想通了，既然做了医生，还是要尝试多做点事情的。

医学专业性很强，医患双方的信息认知很不对称。我们总想完整地、正确地、透彻地解答所有患者的所有疑惑，但确实精力是有限的，没有办法做到最好。同时，对不同的患者要解释清楚同样的一个问题，反反复复地说、成年累月地说，也很耗费精力。

怎么办呢？收集整理患者所关注的问题，不仅仅是我们医生所想的那几点；用患者能理解的家常语句，少用医学术语；写一些科普性的文章，而不是学术论文。这就是我要编写这本书的心路历程。

膜性肾病是肾内科较常见的一种疾病，也是我们科室应用中西医结合治疗效果较好的一种病。合理规范地治疗，可促使膜性肾病缓解、减少复发。《膜性肾病中西医诊治专家说》是我们编写的第一本科普书，想试着用患者看得懂的语句科学地回答患者的问题，力求浅显易懂、图文并茂，希望能帮助更多的患者正确面对膜性肾病，在求诊过程中尽量少走一些弯路，尽早康复。

本书的内容设定、撰写与校对，都是我们科室的一线临床医护人员用心所作，他们一直尽心尽力而为。值此成书之际，必须表达我的感谢：感谢有你们相伴而行。

本书的绘图由四位在读学生共同完成。在学业繁重之时，他们依然抽空帮忙配图，虽然有些图画最后没有放入本书中，但他们的努力参与让人欣慰，祝他们学业有成、前途似锦。书中有几幅膜性肾病病理图片，由广东省中医院大学城医院病理科主任杨海峰教授提供，在此也一并表示感谢。

书稿完成之际，请我的老师杨霓芝教授为本书作了序，感谢她对我的一路指导与扶持。

最后必须感谢人民卫生出版社各位工作人员为本书的顺利出版提供了大力支持。

在本书编写过程中，我们尽了最大努力去完善内容和提高文字质量，限于个人精力及业务水平，书中不妥之处，恳请读者朋友们多提出宝贵建议，以备再版时修订完善。

2023年10月

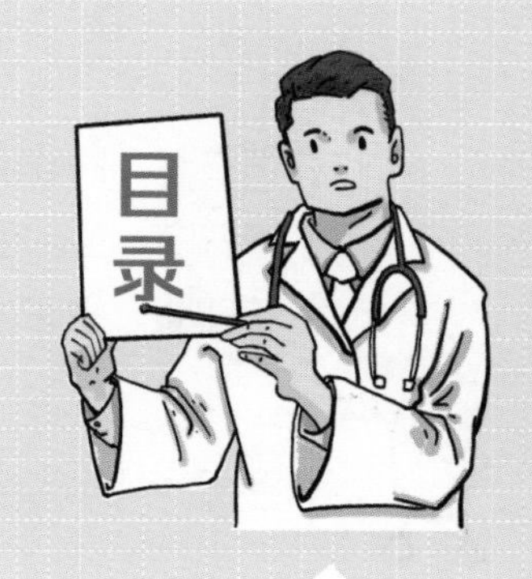
目录

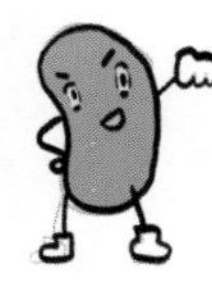

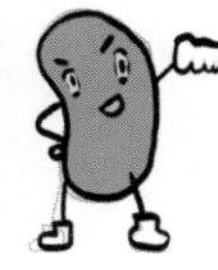

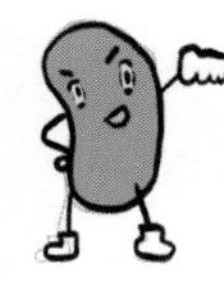

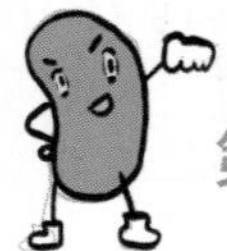

第四章　肾病的临床表现　/53

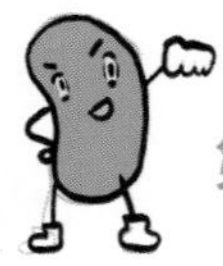

第五章　膜性肾病的诊断　/65

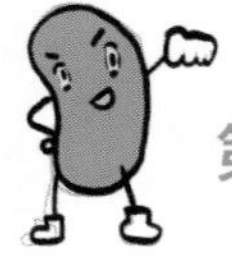

第六章　膜性肾病的并发症　/95

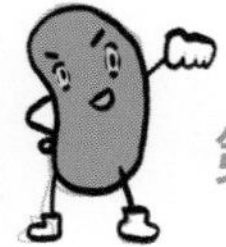

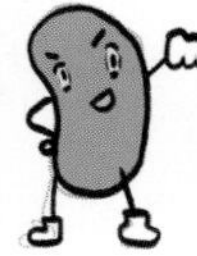

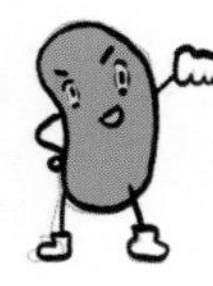

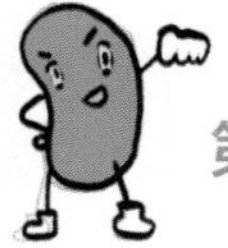

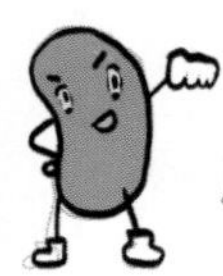

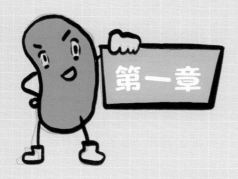

肾脏的结构和功能

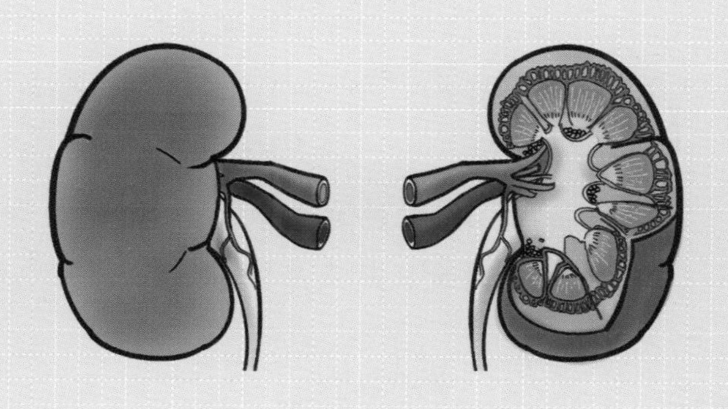

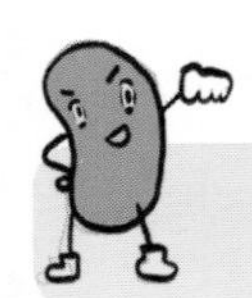

第一节 肾脏在哪里?

门诊经常遇到一些有“肾脏疼痛”的患者，这时，我们会请他指一下疼痛的部位，然后就会发现，很多人对肾脏具体在哪里是懵的(图1-1)。

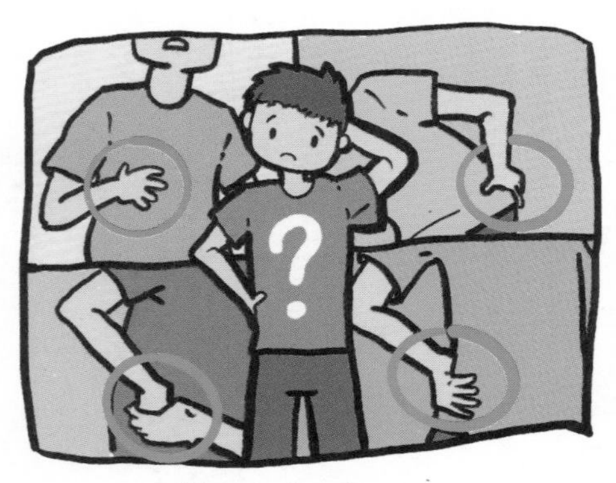

图1-1 这些位置都不是准确的肾脏位置

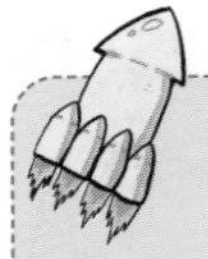

小知识点

· 肾脏疼痛，绝大多数是肾结石、尿路感染等造成的；这种疼痛多突然发生，剧烈难以忍受，有时伴尿血和发热。

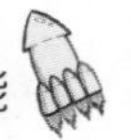

· 部分患者描述的“肾脏疼痛”，尤其是长期的酸痛或隐痛，大多是腰椎或腰肌的问题，建议去骨科或者理疗科就诊。

肾脏到底在哪里？如何准确定位？

看看专业的表述，下面这段语句来源于《系统解剖学》。

根据人体体表标志，左肾最上端与第11胸椎下缘相平，最下端与第2腰椎下缘相平；右肾最上端与第12胸椎相平，最下端与第3腰椎相平。左侧第12肋正好斜过左肾后面的中部，右侧第12肋斜过右肾后面的上部。以肾门为准，则左肾门约平第1腰椎，右肾门平第2腰椎，距脊柱中线5cm。以髂嵴(髂骨翼的上缘)作为标志，距左肾最下端为6cm，距右肾最下端为5.5cm。临床上常将竖脊肌外侧缘与第12肋之间的部位称为肾区，即肋腰点(图1-2)。

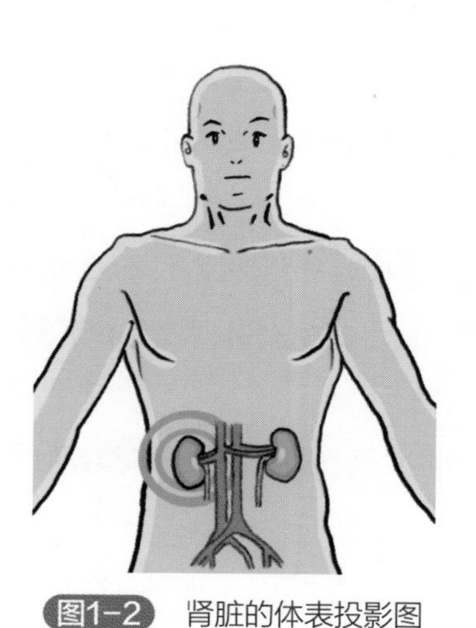

图1-2　肾脏的体表投影图

我们把上面大段专业的艰涩难懂的术语，转变为普通人能听明白的“俗语”。这体现了科普的必要性。

很多患者认为肾脏位于后背裤腰带的位置，严格来讲这位置不准确。肾脏位置还要靠上，大致在后背裤腰带上方约4个横指。

体检时，除右肾最下端可以在肋骨下缘被摸到外，左肾被肋骨包围着，不容易被摸到。

肾脏属于腹膜外器官，它不在腹腔内，更靠近人体后背。

双侧肾脏大部分会被后背肋骨、胸腰椎覆盖保护。

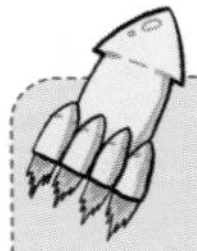

小知识点

· 由于肝脏在右肾上方，右肾遭受压迫后要比左肾水平位置略低1~2cm。这样，右肾下方就暴露的比较多，所以，右肾下极就成为肾穿刺活检点。

· 每个人的肾脏定位会有一点点差异，通常女性肾脏的位置低于男性，儿童低于成人，新生儿肾脏下端有时可达髂嵴附近。

· 肾脏的位置可随呼吸及体位而轻度改变。

· 临床上偶尔也会碰到异位肾、独肾等。

对肾脏位置的准确判断，可以通过B超或CT检查搞清楚。

（单文君　袁卓杰）

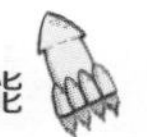

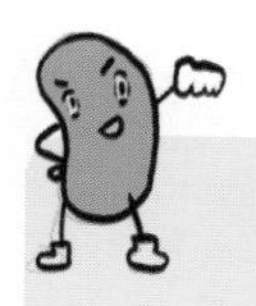

第二节　从宏观到微观看肾脏结构

我们肉眼可见的肾脏结构就属于肾脏的宏观结构。

人体左右各有一个肾脏，形状与蚕豆类似。每个人的肾脏大小，大体相当于自己的拳头(图1-3)。

把肾脏剖开看，肾脏可分为肾实质和肾盂(图1-4)。

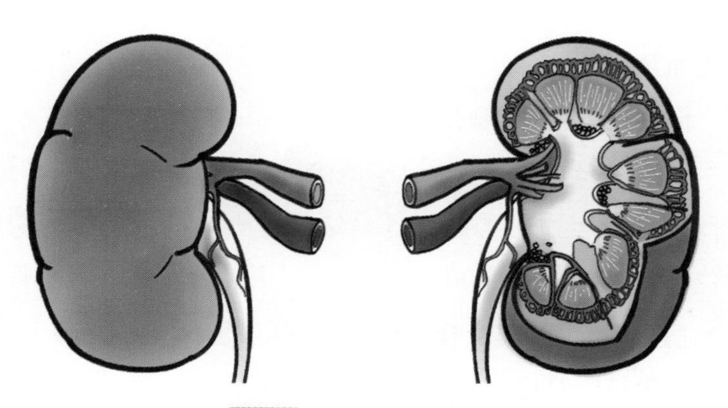

图1-3　正常肾脏结构图

宏观结构发现有异常，通常说明肾损害比较重。

比如，一些先天肾脏发育不良，多见于婴幼儿。

与遗传有关的多囊肾，大多到中年才发现，这时双肾明显变大，大量囊肿压迫肾实质，导致肾功能减退。

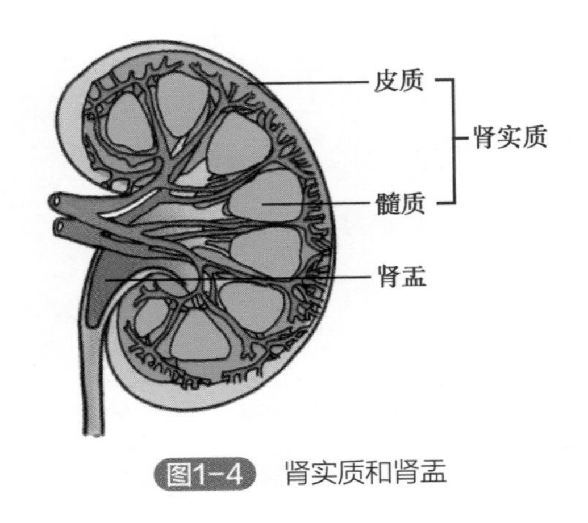

图1-4 肾实质和肾盂

最常见的肾脏宏观结构异常是肾萎缩，也称“固缩肾”，多见于有长期肾损害的患者，肾脏变小了，这也表明病情慢性化而且不可逆了。

借助显微镜，能观察到肾脏的微观结构。

在显微镜下看肾实质，主要由肾单位、连接管、集合管、肾间质和肾脏血管构成。肾单位是肾脏的基本结构和功能单位，每侧肾脏约有100万个肾单位，它由肾小体和肾小管组成，通过连接管和集合管相连，最后开口于肾乳头(图1-5)。

如果把肾脏比作工厂，肾单位就是工人。

肾小体由肾小球和肾小囊组成。其中，肾小球是显微镜下最值得我们关注的东西。大部分肾脏病的肾小球结构都有异常。不同疾病状态下，肾脏的微观损害表现会有所不同。

医生可在显微镜下对肾脏损害作出精准判别：病变严重不严重、是急性还是慢性等。

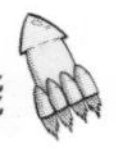

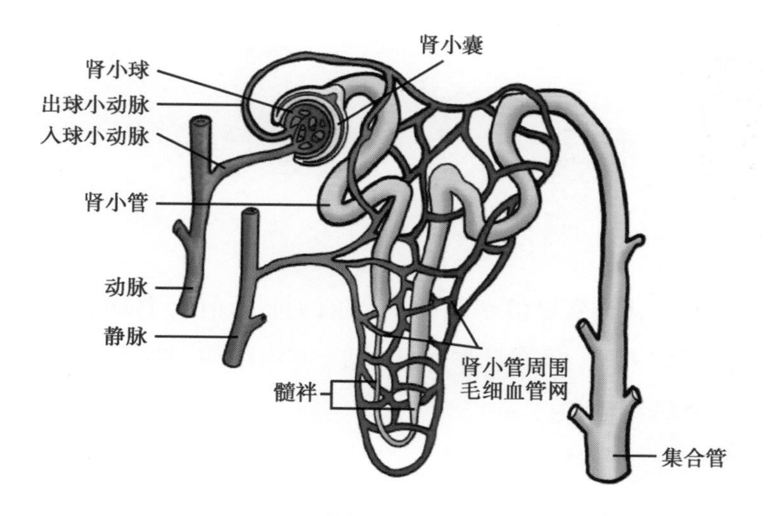

图1-5　肾单位

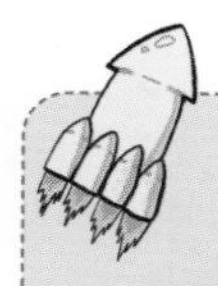

小知识点

肾脏的微观损害一定要靠显微镜才能观察到。医学常用的显微镜有光学显微镜和电子显微镜。

光学显微镜，简称“光镜”，能观察到细胞水平的结构。

电子显微镜利用电子束和电子透镜代替光束和光学透镜，可以将组织的细微结构放大至少一千倍。

不论宏观还是微观发现肾脏有损害，都需要尽早诊断与干预，防止病情进一步恶化。

（苏卓伟　单文君）

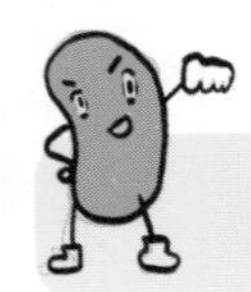

第三节 肾脏的奇妙功能

有人认为肾脏的功能只是简单的排尿而已，普通、平凡。

其实不然，肾脏是非常有深度、有内涵的，默默地发挥着许多奇妙功能(图1-6)。

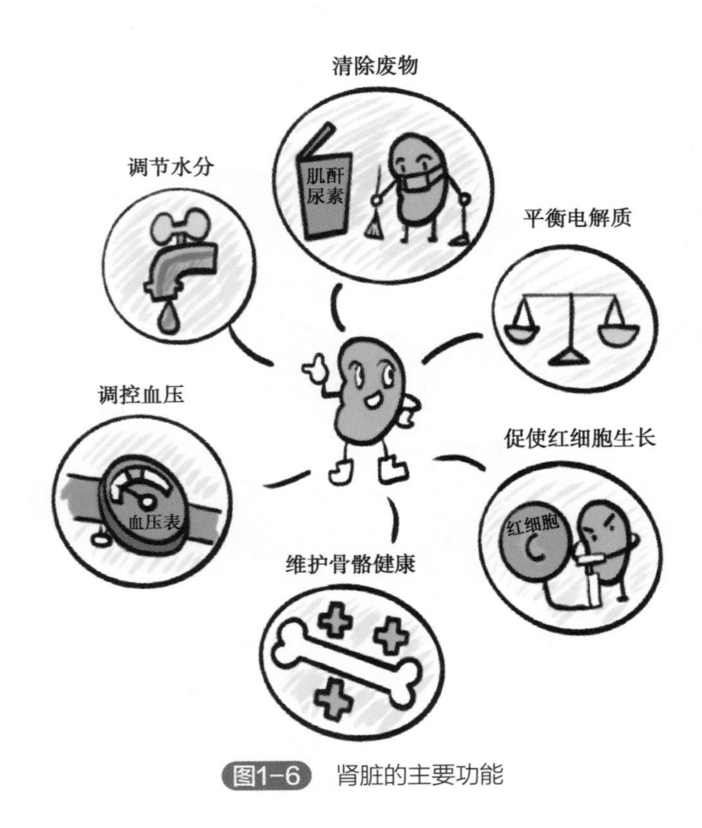
清除废物
肌酐
尿素
调节水分
平衡电解质
调控血压
血压表
促使红细胞生长
红细胞
维护骨骼健康

图1-6 肾脏的主要功能

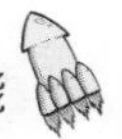

清除废物

这是肾脏最为人所知的一面。肾脏可以把每天代谢产生的废物清除掉，保持体内环境干净整洁。如果肾脏受到损害，不能正常工作了，这些废物就停留在体内，累积成垃圾，变为毒素。

常见的两种废物叫做尿素和肌酐。

调节水分

肾脏可以敏感地获知体内水分的变化，决定何时要多保留一些水分，何时要把多余的水分排出。

喝茶、喝粥、吃西瓜……就会常去厕所，这时小便量多，颜色清。天气热、剧烈运动、出汗多时，小便量会减少，颜色会变深黄，这就提醒我们要喝水啦。

平衡电解质

钠、钾、氯等电解质也是体内的重要物质，多了会出事，少了也不行。

我们每天的饮食中都包含有各种电解质，每天排出的大便、小便、汗液里也有各种电解质，肾脏就要不停地去保持平衡，保持体内的电解质稳定。

反之，肾脏功能不好，电解质代谢就容易紊乱，临床最怕遇到的情况就是高钾血症。

调控血压

调控血压也是肾脏非常重要的一项功能。

肾脏对钠、水的处理，直接或间接地对血压起调节作用。同时，肾脏也可通过肾素-血管紧张素-醛固酮系统(RAAS)调节人体血压。

简单地说：肾脏损害后，多有高血压；长期不能控制的血压，会加速肾脏的损害。肾脏病与高血压，像是难兄难弟，形影不离。

促使红细胞生长

可能很多人不知道，肾脏也是参与造血的器官之一。

健康的肾脏会产生一种特殊的化学物质——促红细胞生成素，它能刺激红细胞的生长。肾衰竭时，这种激素分泌会减少，导致红细胞成熟障碍，继而引发贫血，这种贫血称为“肾性贫血”。

严重的贫血，是要输血的。好在现在有促红细胞生成素的针剂，可以皮下注射进行补充(图1-7)。

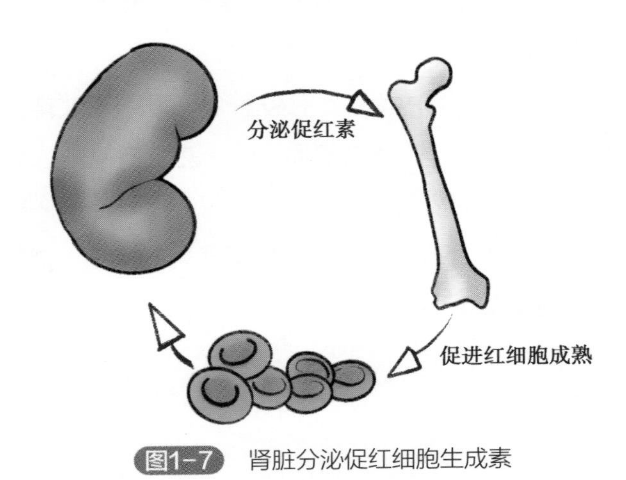

图1-7　肾脏分泌促红细胞生成素

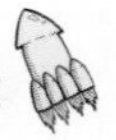

维护骨骼健康

肾脏可调节体内血磷、血钙的含量，还能合成活性维生素D_3，这些作用对保持全身骨骼健康非常重要。

尿毒症时，患者会出现“肾性骨营养不良”，也就是“肾性骨病”，现在称为“慢性肾脏病-矿物质与骨代谢异常(CKD-MBD)”。

知道了肾脏的种种妙处，就要学会珍惜，珍惜这平凡的日子、平淡的生活。

（王荣荣　苏卓伟）

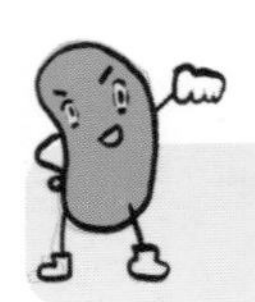

第四节　尿液的形成

《红楼梦》中宝玉说，女儿是水作的骨肉，男人是泥作的骨肉，这是从情感上说的。如果从生理上来说，水约占人体体重的70%，其实不论男女，可以说都是水做的。

水是生命之源，参与多种生命活动。我们每天必须摄入水分，多余的水或者废水，要由肾脏变为尿液排出(图1-8)。

那么尿液是怎么形成的呢?

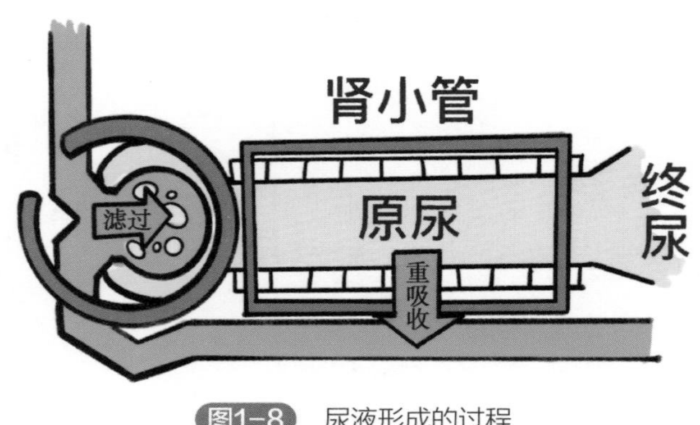

图1-8　尿液形成的过程

原尿的形成

血液通过肾动脉进入肾脏，逐渐分支成较小的动脉，然后形成毛细血管球——肾小球，这时，血液里的水分、电解质

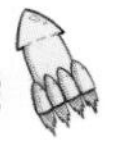

和小分子有机物(葡萄糖、氨基酸、尿酸、尿素等)会从肾小球过滤出来,形成原始的滤过液,又叫做“原尿”。

肾小球的滤过功能很强大。正常成年人两个肾的肾小球滤过率是100~120ml/min。那么,每天肾小球滤过的“原尿”大约有150L,相当于300瓶500ml的矿泉水。

原尿的形成可以看作是人体的自我净化,肾脏就是功能强大的净化器。

重吸收

健康人每天形成的原尿约150L,但实际每天排出的尿量大约1.5L。

大约99%的水分都被重吸收回来,同样,其他物质也会部分被重吸收,这样才能够维持内环境的稳定。这部分功能主要是在肾小管完成的。

肾小球的滤过和肾小管的重吸收都是有选择性的,对不同的物质,滤过和重吸收的效能不一样。这样不断地循环工作,最终就形成了“终尿”。

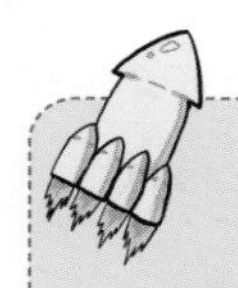

小知识点

健康的小便标准是:一天8次,每次300ml左右,总量不超过2500ml。如果有下面这些情况,就要看一下医生了。

· 多尿:24小时的尿量超过2500ml。

· 少尿：24小时的尿量少于400ml。

· 尿频：正常饮水，24小时内小便次数超过了8次。

· 夜尿增多：夜尿量超过白天尿量，或者每天夜尿量超过750ml。

尿液的运输、贮存和排泄

集合管会将终尿汇集至肾盂，肾盂连接着输尿管，终尿经输尿管源源不断地流到膀胱。

尿液的生成是24小时不间断的，但是我们可以控制排尿时间和次数。这就要靠膀胱的存储功能。随着膀胱存储的尿液逐渐增多，膀胱壁受到的压力逐渐增大，就会给大脑发射信号，一般膀胱内尿液达到300ml时，我们就会有尿意。到了合适的地点(厕所)，大脑发出指令，逼尿肌收缩、尿道内括约肌松弛，膀胱内的尿液就从尿道排出体外了。

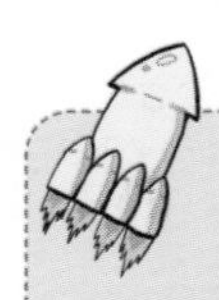

小知识点

· 输尿管直径约0.3~0.7cm，如果肾结石大于1cm，就不能自行通过输尿管排出了。

· 输尿管全长25~30cm，有3个狭窄处，肾结石移动时容易卡在这些狭窄处，这时患者就会出现疼痛，导致肾积水，或并发感染等(图1-9)。

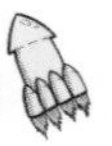

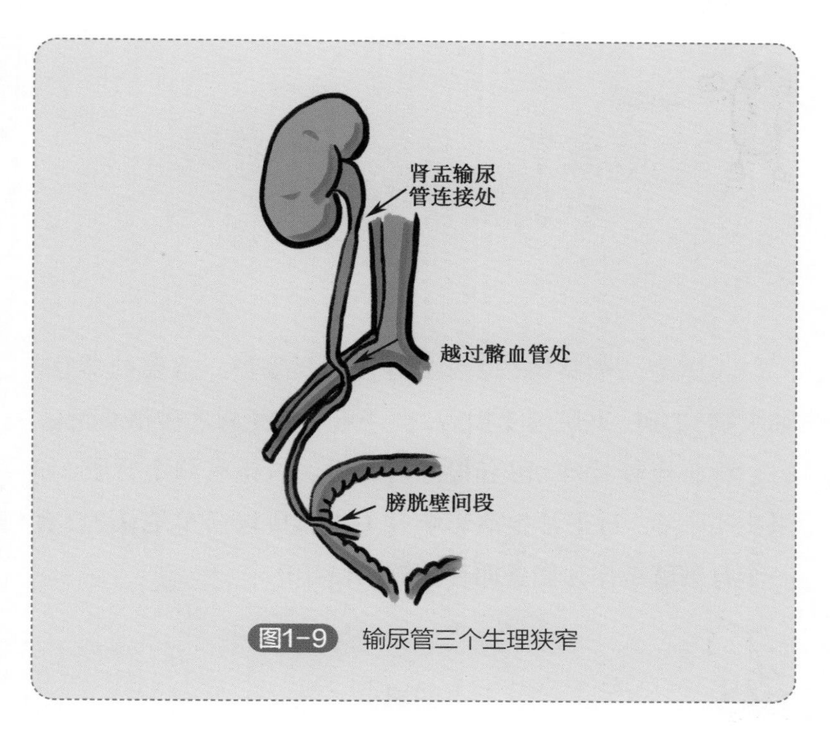

图1-9 输尿管三个生理狭窄

人生的快乐有时很简单，简单得就像水在流淌……

（苏卓伟 袁 怡）

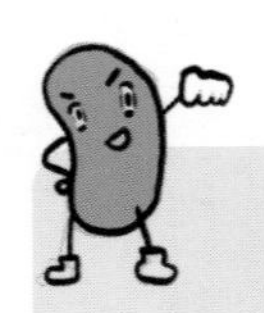

第五节　只有一个肾脏也能正常生活吗?

人体是一个整体，每一个器官都要爱护。重要的器官，如大脑、心脏、肝脏等受损后，会严重影响生存和生活质量。

肾脏比较特殊，留有很好的备份。人体有两个肾脏，如果少了一个，对正常生活影响并不大。可以简单地认为，有一个肾脏就是作为储备而存在的(图1-10)。

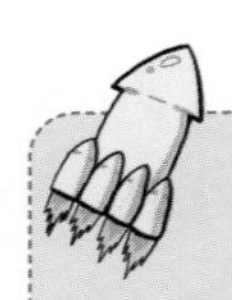

小知识点

· 正因为肾脏有强大的储备功能，所以有一些私下的“卖肾”行为。

· 根据我国相关法律法规要求，所有人都不能交易内脏器官，因此买卖肾脏属于违法行为。

· 如捐献肾脏，也要符合相关条例和要求。

如果一侧的肾脏缺失了，对侧的肾脏则称为孤立肾。

孤立肾的原因可分先天因素和后天因素。

先天性孤立肾是发育畸形常见的表现之一，左肾缺如率较高，男性患病率高于女性。

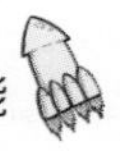

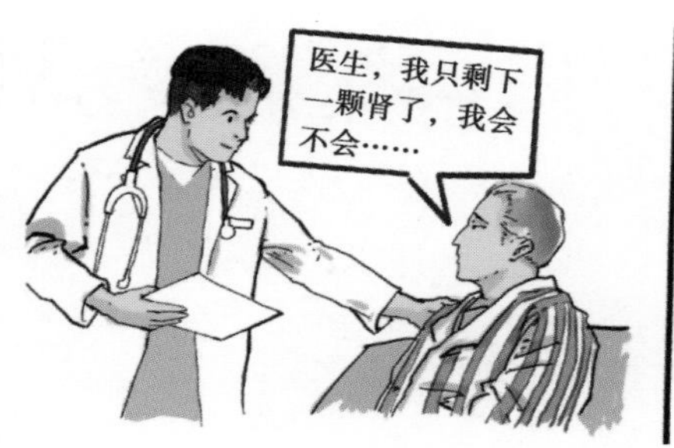

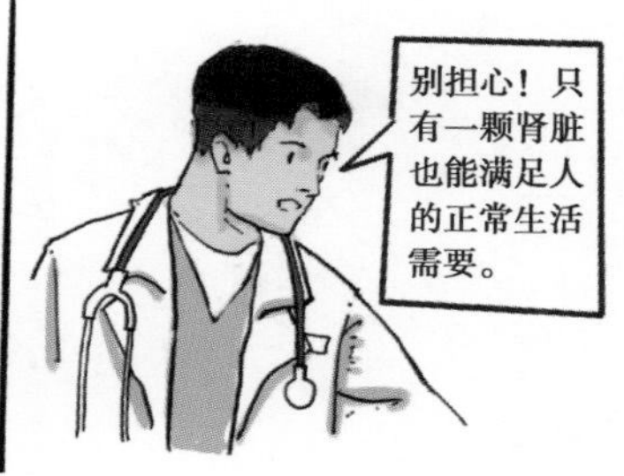

图1-10　孤立肾也可以正常生活的

获得性孤立肾多是后天因素造成的一侧肾脏切除所致，包括先天性肾结构异常、肾脏肿瘤、肾移植活体供者，外伤如坠落伤、交通事故等。

除孤立肾外，一些肾病也会出现肾功能减退，若病情慢慢加重，就会丢失一个肾脏的功能，这就有点类似孤立肾了，提示只有一个好的肾脏在工作。这时，一定要多找找原因，及时调整治疗方案。

若只剩下一个肾脏的功能，一般日常生活不会受影响，不会有明显的不适感，平时注意原发病的控制，做好监测。

生活总会有起有伏、有得有失。即使只有一个肾脏的功能，生活也照样精彩。

（郑佳旋　袁卓杰）

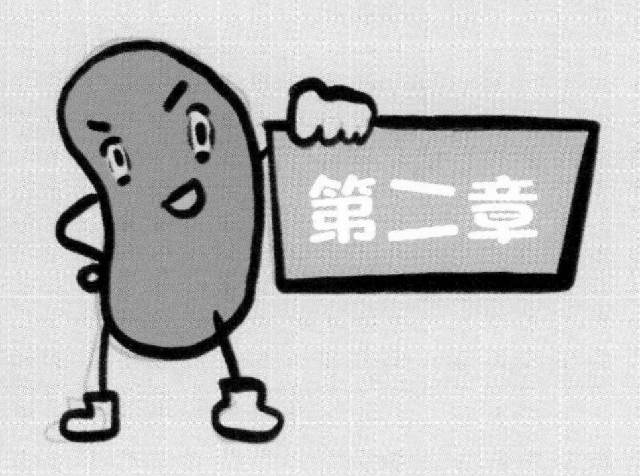

肾脏病的检查方法

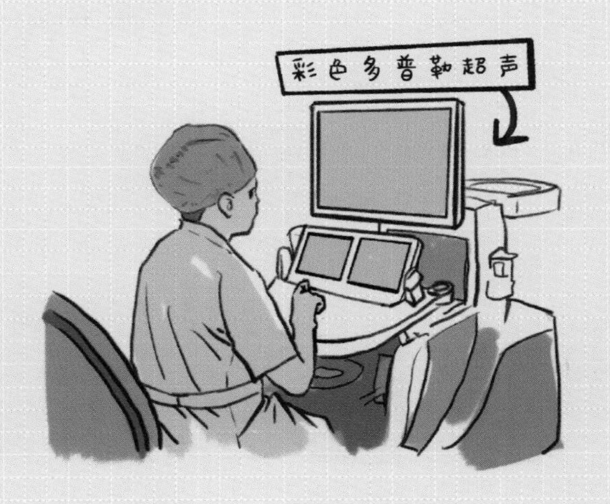

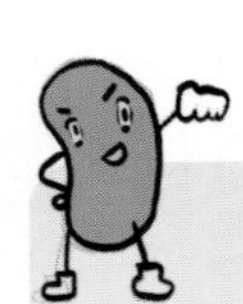

第一节 肾脏好不好，三项检查可明了

判断肾脏好不好，做3项检查，即可明了。

第一项，查一下尿常规。

重点看看尿白细胞、尿蛋白和尿潜血(图2-1)。

(1) 尿白细胞：它是人体与疾病斗争的“卫士”。当病菌侵入时，白细胞能集中到病菌入侵部位，将病菌包围、吞噬。如果白细胞的数量高，通常考虑尿路感染。

尿常规

NO	项目	结果	生物参考区间	单位
	尿干化学分析（NGHX）			
1	颜色（COLOR）	微黄色		
2	透明度(TMD)	澄清		
3	蛋白质(PRO)	阴性	阴性	
4	隐血或红细胞(BLD)	阴性	阴性	
5	白细胞(LEU)	阴性	阴性	
6	亚硝酸盐(NIT)	阴性	阴性	
7	比重（SG）	1.007	1.003-1.005	
8	酸碱度(PH)	6.5	4.5-8.0	
9	尿糖(GLU)	阴性	阴性	
10	酮体（KET)	阴性	阴性	
11	胆红素 (BIL)	阴性	阴性	
12	尿胆原 (URO)	阴性	阴性或弱阳性	
	尿有形成分全自动分析仪			
13	红细胞计数（RBC）	8	0-10	/uL
14	红细胞（HPF）	3	0-5.76	/HP
15	白细胞计数(WBC)	6	0-10	/uL
16	白细胞(HPF)	2.2	0-3.78	/HP
17	上皮细胞计数(EC)	3.7	3.7	/uL
18	上皮细胞(HPF)	0.7	0.7	/HP
19	管型计数（CAST）	1.60	0-2	/uL
20	管型（LPF)	4.62	0-5.78	/LP
21	红细胞形态变异信息	阴性		
	定量尿沉渣手工镜检（JJJJ）			
22	红细胞（RBC）	1-3	0-3	/HP
23	白细胞	1-3	0-5	/HP

图2-1 这是一张正常的尿常规检验单

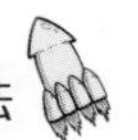

⑵ 尿蛋白：正常尿液中无蛋白。当尿液中出现大量蛋白，且多次复查仍然提示尿蛋白阳性时，基本可以断定肾脏有问题。

⑶ 尿潜血或红细胞：正常尿液中可有少量红细胞。尿潜血或红细胞阳性，多提示有肾脏疾病，如肾炎、结石、感染、良性家族性血尿、胡桃夹综合征、肿瘤等。

第二项，抽血查一下肾功能。

肾功能的好坏，可以看看血肌酐和尿素氮水平。

肌酐是肌肉的代谢产物，尿素氮是人体蛋白质代谢的主要终末产物，它们通过肾脏排泄。肾脏受损后，肌酐和尿素氮排泄有障碍，就会潴留体内而升高。

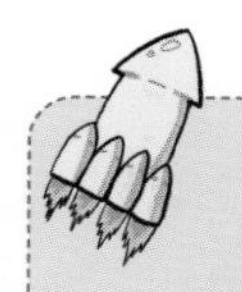

小知识点

检测血肌酐、尿素氮来判断肾功能，确实比较方便经济，但也有缺陷。

· 血肌酐不属于早期的判别指标，当发现血肌酐开始升高时，通常代表肾脏的损害已经偏中后期。

· 尿素氮容易受其他因素影响，如消化道出血、感染等都可导致尿素氮升高。

· 进一步评估肾功能还可以检测胱抑素C，或用公式法计算肾小球滤过率，或者行放射性核素肾动态显像检查，也称ECT检查。

第三项，要做肾脏彩超检查。

彩超可以直观了解肾脏的形态、结构有无异常，如肾脏有无缩小、有无肾结石等。

以上的尿常规、肾功能和彩超检查(图2-2)，目前共需花费200元左右。

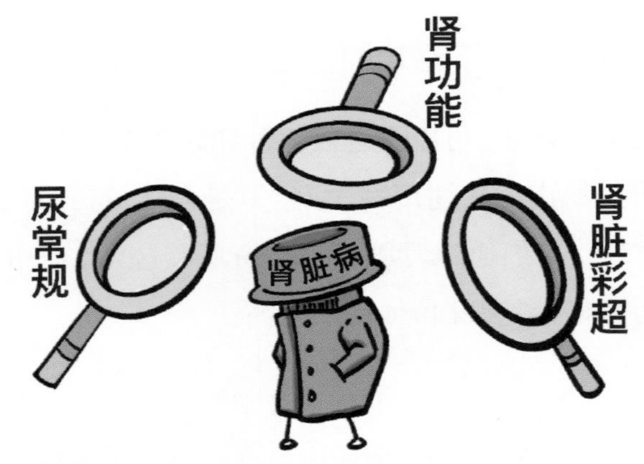

图2-2 完善这三项指标检查可以判断有没有肾脏病

再花点时间多测量几次血压，因为肾病和高血压常相随。综合这些结果，基本就能判断肾脏有没有问题了。

(王 丹 袁卓杰)

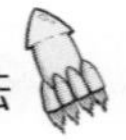

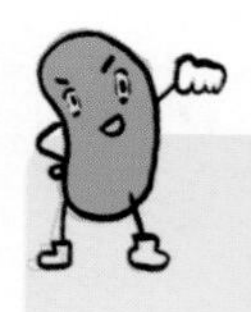

第二节　知否，知否？小便留取步骤

病房经常会发生的情境对话。

患者：这个小管子有啥用？

护士：留取明早第一次小便的中段尿。

患者：去哪里留？

护士：最好去卫生间……

肾科医生非常看重小便检查，若尿液标本留取不当就会造成检验结果误差，会影响后续诊治。所以，留取尿液标本前，可以先跟手里的标本管对视上那么几秒钟，想想该如何正确留取(图2-3)。

一、尿常规、尿蛋白－肌酐比值留取标本注意要点

①需要憋尿4到6小时后留取，最好是清晨第一次的尿液。

因为睡眠中尿液处于较浓缩的状态，同时还未受到饮食影响，容易检验出异常成分，能够正确反映疾病之变化。

②一定要留中间段的尿液。

尿液的开始段和结束段容易受尿道口分泌物的污染，中间段的尿液相对洁净。用小杯接好中段尿后，小心倾倒进试管中，这过程中纸巾等不能接触到尿液。

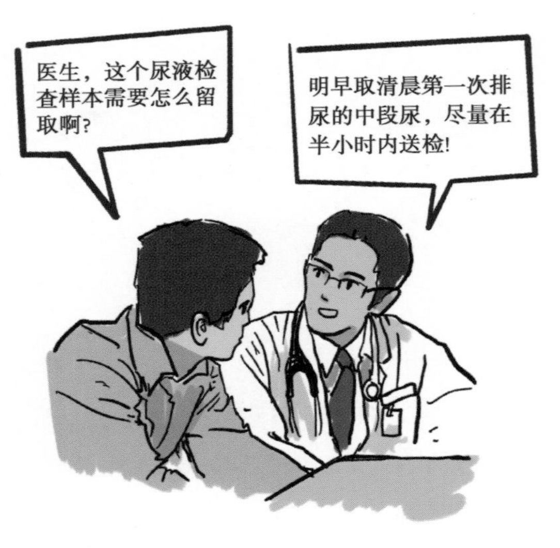
医生，这个尿液检查样本需要怎么留取啊?
明早取清晨第一次排尿的中段尿，尽量在半小时内送检!

图2-3 和医生学习留取尿液标本的方法

③送检的尿液量5~10ml，大约试管的1/2~2/3量即可。

④留好尿液标本后一定要及时送检，最好不超过半小时(图2-4)。

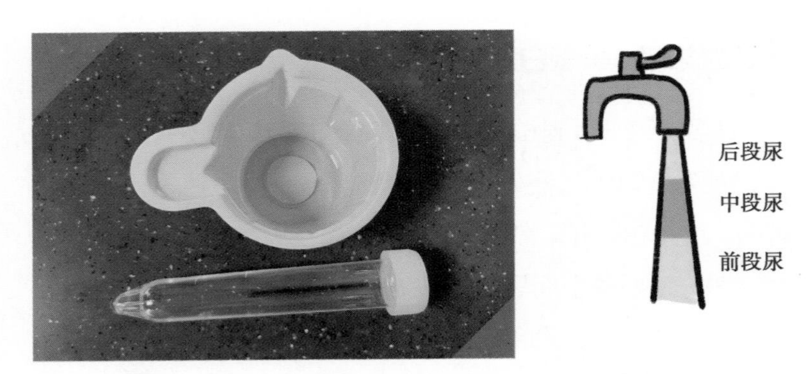
后段尿
中段尿
前段尿

图2-4 用白色小杯接取中段尿，然后倒入黄帽试管中送检

注：右图以水龙头放水喻示前、中、后段尿

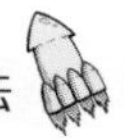

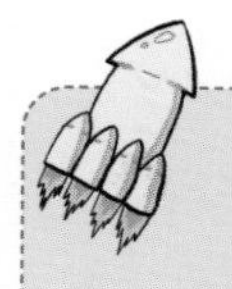

小知识点

·尿液放置时间长了，有些成分可能会发生变化，故不建议在家中留取尿液，再带到医院检查。

·女性患者最好先用清水冲洗一下外阴，再留取尿液。

·如无特殊情况，不建议在月经期留取尿液检查。

二、24小时尿蛋白定量留取标本注意要点

①提前准备好标本罐与防腐剂，一般医院都会提供的。

②清晨7点起床后，排空尿液，此时不要收集，然后才开始留尿。

③为了避免尿液的腐蚀、破坏，可以在第一次留取尿液后，加入5~10ml甲苯，轻轻混摇。

④留置所有的小便，直到第二天早上7点，完成最后一次排尿并收集，然后将24小时的尿液倒入量杯中，准确测量并记录尿液总量(图2-5)。

⑤最后混匀所有小便，取10ml放入试管中送检(图2-6)。

⑥送检尿液中测出的蛋白含量乘以24小时的尿液总量，就是24小时的尿蛋白总量(图2-7)。

三、尿培养留取标本注意要点

①尿液在膀胱中的停留时间应超过6小时。

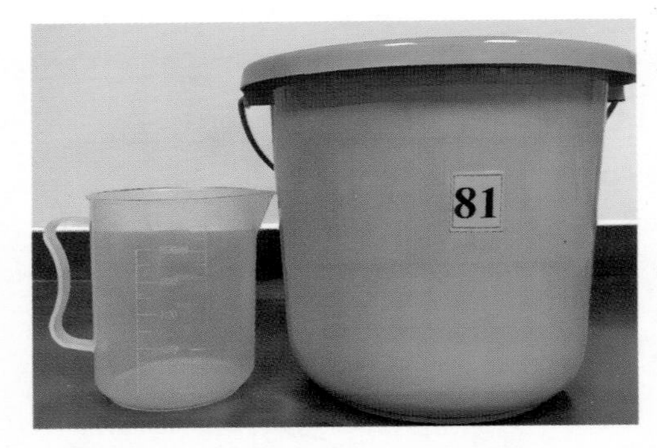

图2-5　透明的量杯和收集24小时尿液的桶子

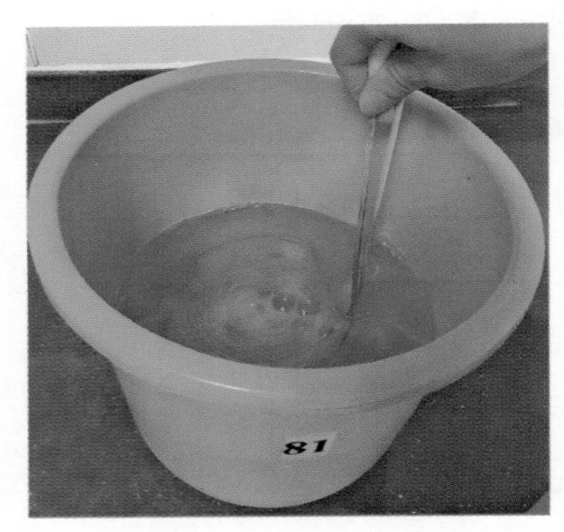

图2-6　轻轻搅拌尿液后，取10ml送检

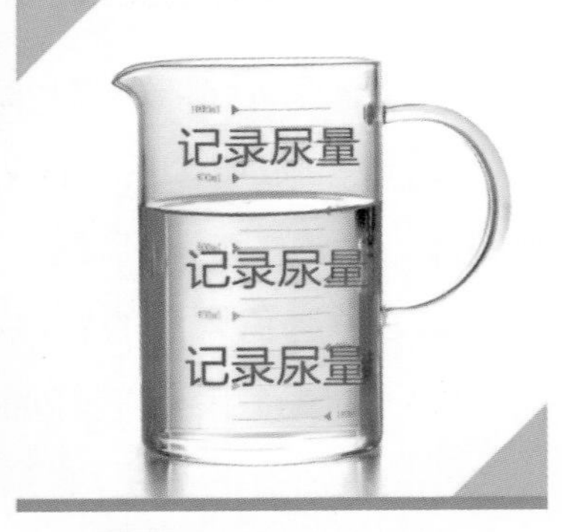

图2-7　用量杯准备记录24小时尿液总量

②清洗会阴部，必要时在护理人员的协助下，消毒、清洁外阴(图2-8)。

③排尿，使用无菌容器将中段尿留取10~15ml，放入无菌试管中送检(图2-9)。

强调：整个过程一定要在清洁环境下操作，否则培养出的细菌有可能是污染造成的！

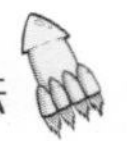

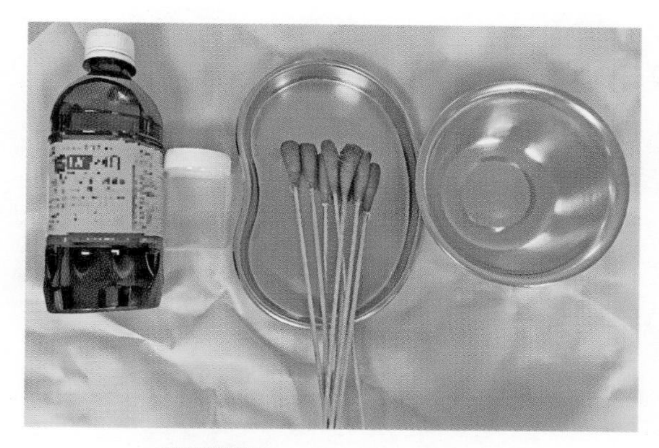

图2-8　治疗包和消毒用品

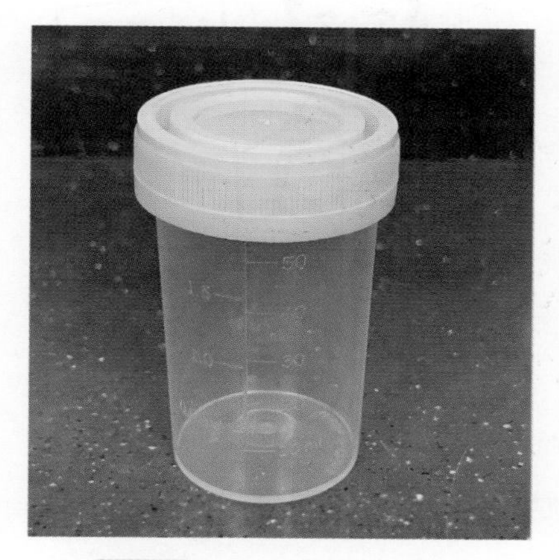

图2-9　留取尿培养的试管

综上知晓，不同的检查项目，尿液的留取步骤略有不同。

共同点如下：

时间准确，力求规范；

避免污染，及时送检。

（林水宽　袁卓杰）

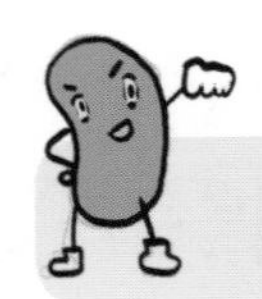

第三节 重视蛋白尿

蛋白尿的出现，提示病情较复杂。

持续或反复的蛋白尿，通常病情比较重(图2-10)。

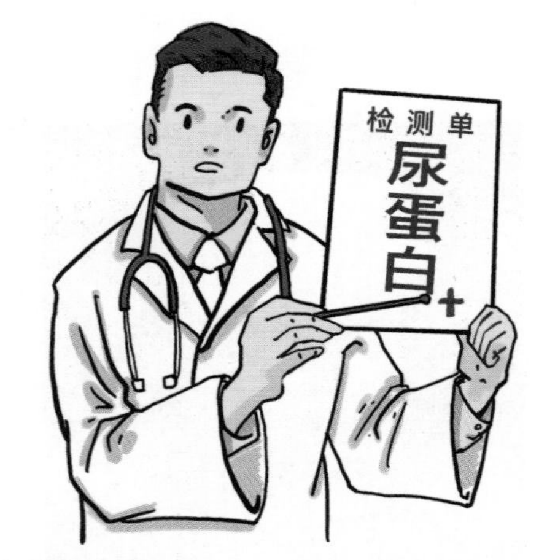

图2-10 建议：发现尿蛋白阳性应及时就诊

对尿蛋白判断，分定性和定量两方面。

定性指判断尿液中有没有蛋白超标。定量则是明确尿液中蛋白的具体数量。

尿常规检查，结果用阴性(–)或者阳性(+)来表示(图2-11)。

如果有尿蛋白，就会显示“+”，通常还用1~4来大致反映

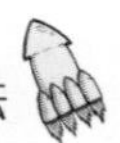

量的多少。1+表示蛋白较少，4+代表蛋白很多。

尿常规检查方便、快捷，但不够准确，容易受饮食、出汗等影响。门诊有些患者早晨查的尿蛋白有“1+”，下午检查又是阴性，所以还要做24小时的尿蛋白定量检查。

尿液分析

检验项目	结果	单位	参考值/区间	检验项目	结果	单位	参考值/区间
尿液颜色	黄色		淡黄色或黄色	尿透明管型计数	0.0	个/ul	0.0-2.4
尿透明度	清晰		清晰	尿病理管型计数	0.0	个/ul	0.0-1.0
尿比重	1.014		1.003-1.030	鳞状上皮细胞计数	11↑	个/ul	0-5.7
尿酸碱度（干化学）	6.0		4.5-8	非鳞状上皮细胞计数	9↑	个/ul	0-3
尿白细胞酯酶（干	1+↑		阴性（-）	结晶计数	0	个/ul	0-10
尿隐血（干化学）	1+↑		阴性（-）	真菌计数	0	个/ul	0-10
尿蛋白质(干化学)	阴性		阴性（-）				
尿葡萄糖（干化学）	阴性		阴性（-）				
尿亚硝酸盐（干化	阴性		阴性（-）				
尿酮体（干化学）	±#		阴性（-）				
尿胆原（干化学）	2+↑		阳性(±)或阴性（-）				
尿胆红素（干化学）	阴性		阴性（-）				
尿白细胞计数	12.5↑	个/ul	0-5				
尿红细胞计数	18.6↑	个/ul	0-4				

图2-11 尿常规的检验单

24小时尿蛋白总量，就是1天的尿中排泄的蛋白总量(图2-12)。这项检查结果准确，但留取24小时的小便，操作上较为繁琐。所以，有时判断蛋白尿的量，也可以做尿蛋白-肌酐比值2项检查(图2-13)。

24小时尿蛋白总量

检验项目	结果	单位	参考值/区间	检验方法
24小时尿量	1300	ml/24h	1000-2000	
尿蛋白浓度	3343.0↑	mg/L	0-100	免疫比浊法
24h尿蛋白总量(Pro, 24h)	4345.9↑	mg/24h	0-150	计算法
24h尿蛋白排泄率	3.018	mg/min		计算法

图2-12 24小时尿蛋白总量的检验单

尿蛋白肌酐比2项

检验项目	结果	单位	参考值/区间	检验方法
尿蛋白浓度	2440.0 ↑	mg/L	0-100	免疫比浊法
尿蛋白/尿肌酐比值	3.243	g/g		计算法
尿肌酐浓度（Cr）	6651	μmol/L	3540-24600	酶法

图2-13 尿蛋白-肌酐比值2项的检验单

把尿蛋白与尿肌酐相比，会得到一个数值，这个数值大体上相当于24小时尿蛋白总量。注意这个数是比值(图2-13中第2项)。

单纯的尿蛋白浓度、尿肌酐浓度没有特别意义，两者的比值与24小时尿蛋白定量有可靠的相关性。正常情况下比值低于0.15g/g。比值越小，说明尿中蛋白定量越少。

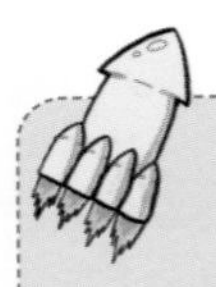

小知识点

·临床医生多会重点关注蛋白尿的变化，有蛋白尿通常表明肾脏的损害较重、较繁杂。

·如果尿蛋白阴性，仅尿潜血和尿红细胞阳性，这种情况称为“单纯性血尿”，通常预后较好，诊断上考虑“良性家族性血尿”“胡桃夹综合征”等，极少数患者要注意排查肾脏肿瘤。

尿蛋白只是诊断肾脏疾病的一条很好的线索，通过这条线索一定要进一步检查，才能挖掘到真正的病因。

（王 丹　苏佩玲）

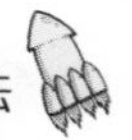

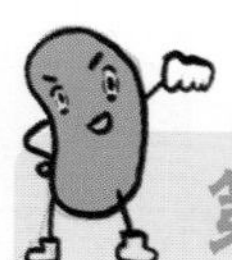

第四节　无创检查看看肾脏

考虑肾脏有问题，就一定先要看看肾脏的形态、结构和功能。

一般先选用无创伤检查，可以做彩色多普勒超声、双肾CT、双肾ECT等。

若要进一步精准判断肾脏损害，那就只能用有创伤的办法——肾穿刺活检了。

无创伤的肾脏检查方法，首选彩色多普勒超声，简称彩超，方法简单、高效，价格低廉，对身体几乎没有损害，孕妇也可以做(图2-14)。

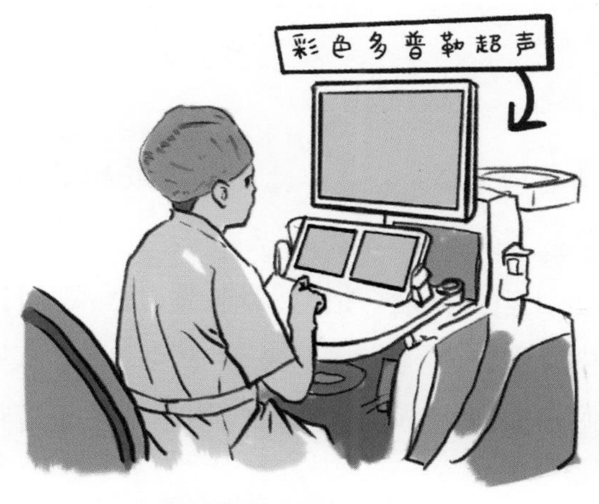

图2-14　彩色多普勒超声

双侧肾脏彩超能观察肾脏的大小、位置、形态。

正常肾脏的大小和个体有关，成人平均肾脏长度在10~12cm，宽度在5~6cm，厚度在3~4cm。如果肾脏缩小，提示病情已有一段时间且慢性化了，病情较重，可能要进展到尿毒症。

此外，彩超还可以看有无异位肾、肾缺如、多囊肾等。

如果发现有积液，提示可能存在泌尿系统梗阻、炎症。

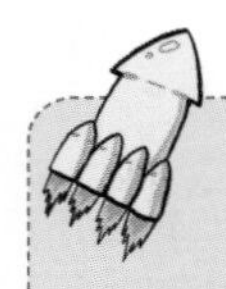

小知识点

我们经常在彩超报告单上看到“强回声”“无回声”等描述，这是什么意思呢？

“强回声”是超声发出后遇到了结构很致密的组织引起的，通常见于结石，或者肾钙化。“无回声”提示超声发出后，探头没有接收到反射回来的信号，一般是囊肿或肾积水。

CT检查是应用X光分层穿过人体组织，再通过电脑计算后二次成像。

可以把CT想象成是一把刀，肾脏就是西瓜，可以用这把刀把肾脏横着切、竖着切，从上到下、从前到后、从里到外地把两个肾脏显像出来，可以更直观、明确地看清楚肾脏的组织结构。

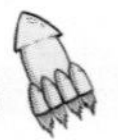

双肾ECT检查是通过注射相关放射性药物，利用仪器在体外测定放射性药物在肾脏内的分布情况，以观察肾脏组织、代谢和功能。

这项检查最大的优点，就是能准确评估肾脏功能，尤其在肾功能轻至中度受损时，检查结果比抽血准确。

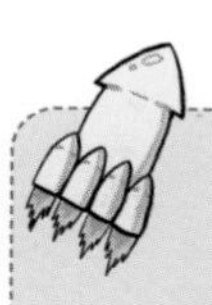

小知识点

·CT和ECT检查都不可避免地有一定的辐射损害。

·其实自然界中辐射无处不在，这两项检查的辐射都在安全范围内，无需担心。

（韩妙茹　王　丹）

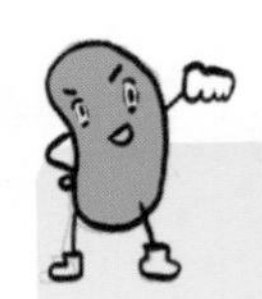

第五节 肾穿就像打开了一扇门

如果尿里发现有蛋白了，我们推测肾脏可能出问题了。

但肾脏里面具体是什么样的病变，病情是轻是重、是急性还是慢性，我们无法看到。这中间有扇门，不打开这扇门，一切无从知晓。

这也有点像开盲盒，只看外包装，是不知道盒内所含物品的，只有拆开了，才能知道里面装着什么样的玩具(图2-15)。

肾穿检查，就是要打开这扇门，看清楚门后面具体有啥。

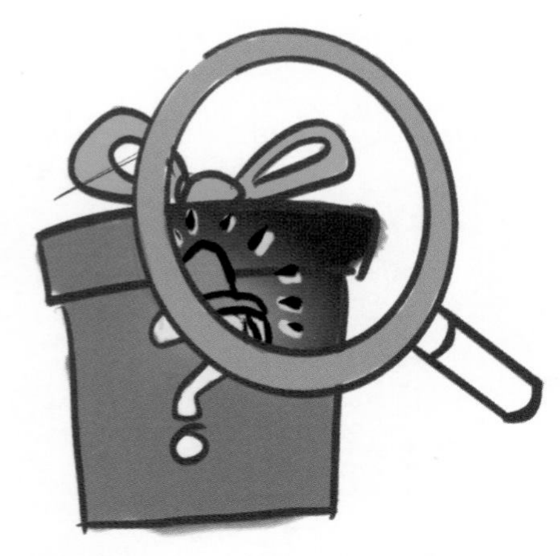

图2-15 有些肾病必须做肾穿才能明了

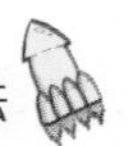

“肾穿检查”或“肾活检”，是肾科医生常说的一种检查方法，全称是“经皮肾穿刺活检术”。每当提到要肾穿时，不少患者就倒吸一口凉气，惊恐不已，甚至认为肾穿就是“从肾脏上切一块肉”，是一项“大手术”。

真相不是这样的。肾穿，虽是一项有创伤的检查项目，但还是相当安全的(图2-16)。

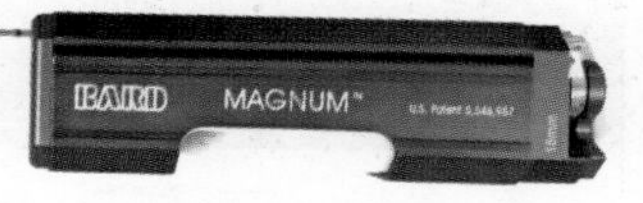

图2-16 这是一把用了10年的肾穿枪和一支崭新的穿刺针

肾穿过程如下(图2-17)：

患者要趴在床上，一般选右侧肾脏下部区域，医生会用B超先准确定位，再消毒，行局部麻醉，然后用肾脏穿刺针从患者背部皮肤刺入肾脏，切取1~3条1~2cm长、1mm粗细的肾组织条(图2-18)，穿刺结束后，患者整个腰腹部要包扎紧密。

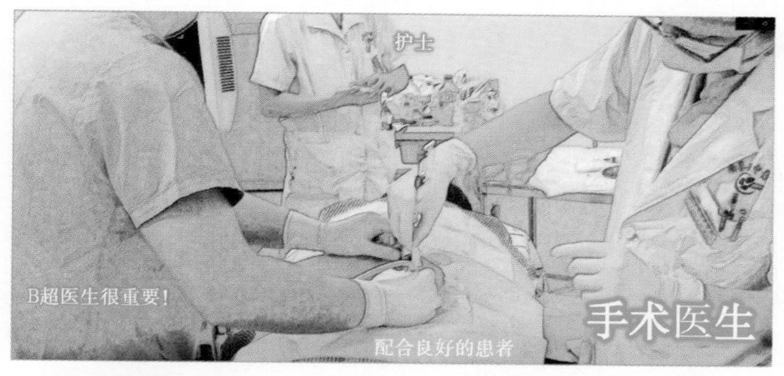

图2-17 需要1位B超医生、1位手术医生和1位护士来完成1台肾穿手术

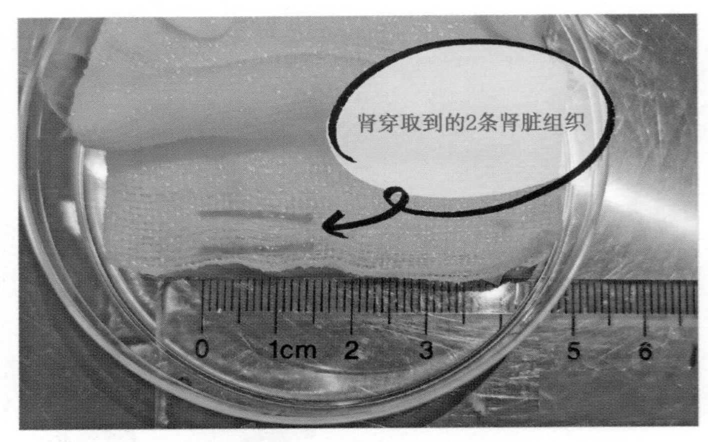

图2-18 肾穿取到的肾脏组织

整个过程，顺利的话，仅需要5~10分钟。其实大部分时间都花在如何精准定位上。

对大多数患者而言，肾穿时不会很痛，但肾穿后会很难受。

最难受的莫过于肾穿后要平躺6个小时，然后还要再卧床18个小时，这时饮食和大小便都要在床上进行，确实会有点不适应。

因为肾穿所取的肾脏组织体积非常小，而且肾脏有良好的贮备力和修复能力，肾穿后的肾脏损伤通常可以在短时间内得到修复，所以患者不用太担忧，肾穿一般不会有后遗症。

当然，医学上所有的操作与用药都有一定风险。

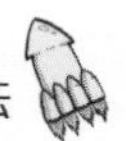

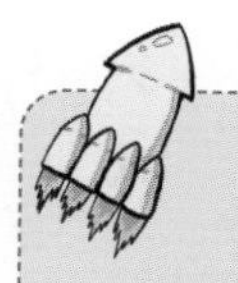

小知识点

出血是肾穿的主要风险。

一项研究对118604例经皮肾穿刺活检后患者的症状进行系统评价发现：出现肾周血肿，占11%；出现一过性肉眼血尿，占3.5%；出现活检部位疼痛，占4.3%；出现需要输注红细胞，占1.6%；出现需要干预以控制出血，占0.3%；出现需要肾切除术控制出血，占0.01%。

肾穿其实获益很多。医生可以通过肾穿病理结果，知晓肾脏损害的部位、损害的程度，尽快明确诊断，及时给予最合适的治疗方案，从而避免盲目猜测，避免凭经验用药，整个诊疗过程可以少走弯路。

同时，肾穿结果对判断肾病预后很有帮助。有研究认为肾穿病理结果会影响高达60%病例的治疗决策。

所以，我们医生眼中的肾穿呢，就是：肾穿一阵忙，诊疗不用慌，医生好用药，患者好安康。

参考文献

[1] Poggio E D, McClelland R L, Blank K N, et al. Systematic review and Meta-Analysis of native kidney biopsy complications[J]. Clin J Am Soc Nephrol, 2020, 15(11): 1595-1602.

（王　丹　黄小燕）

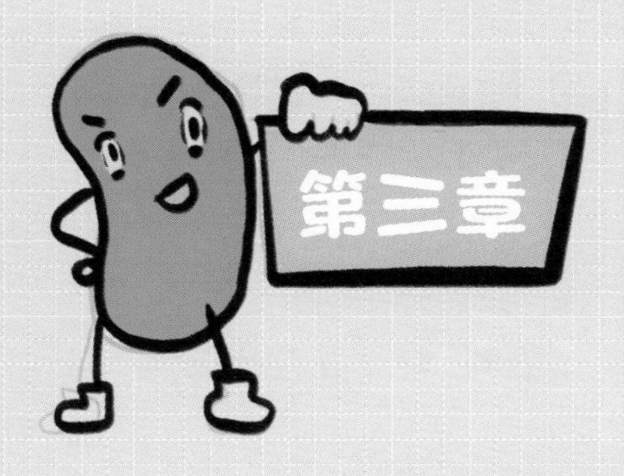

中医对肾的认识

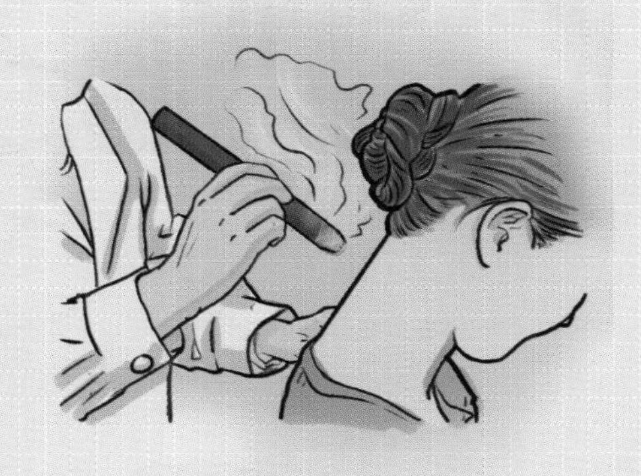

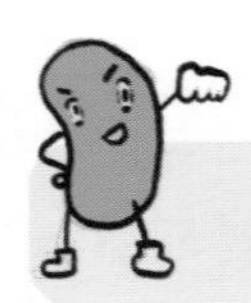

第一节 肾是五脏之一

中医认为人体有五脏六腑。

心、肝、脾、肺、肾，属于五脏，对应五行的火、木、土、金、水。

中医对肾的认识起源于《黄帝内经》。《内经》曰："肾者，主蛰，封藏之本，精之处也；其华在发，其充在骨，为阴中之少阴，通于冬气。"

说明肾脏首先是藏精的地方，这里所说的精包括先天之精和后天之精(图3-1)。

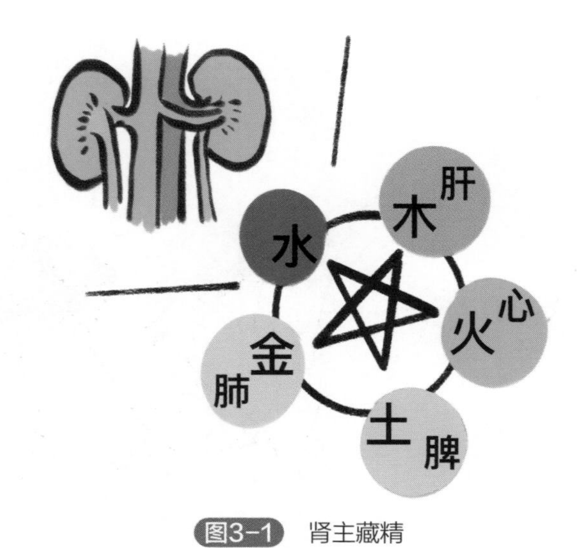

图3-1 肾主藏精

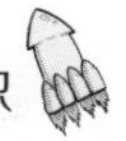

先天之精来源于父母的生命遗传物质，是人的先天禀赋之精，是人体生长发育的基础。后天之精来源于脾胃化生的水谷之精。先天之精和后天之精互助互用，互相推动，维系人体正常的生长壮老已。

肾精的盈亏变化，就是人体生长、壮盛与衰老的密码。

《素问·上古天真论》指出："女子七岁，肾气盛，齿更发长。二七而天癸至，任脉通，太冲脉盛，月事以时下，故有子。三七，肾气平均，故真牙生而长极。四七，筋骨坚，发长极，身体盛壮。五七，阳明脉衰，面始焦，发始堕。六七，三阳脉衰于上，面皆焦，发始白。七七，任脉虚，太冲脉衰少，天癸竭，地道不通，故形坏而无子也。丈夫八岁，肾气实，发长齿更。二八，肾气盛，天癸至，精气溢泻，阴阳和，故能有子。三八，肾气平均，筋骨劲强，故真牙生而长极。四八，筋骨隆盛，肌肉满壮。五八，肾气衰，发堕齿槁。六八，阳气衰竭于上，面焦，发鬓斑白。七八，肝气衰，筋不能动，天癸竭，精少，肾脏衰，形体皆极。八八，则齿发去。"

这段古文详细描述了男人和女人不同年龄段的生长衰老之状态，认为都与肾精有关。

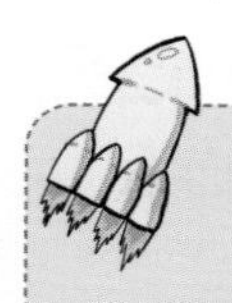

小知识点

·古人把具有常识法则、重要典范的书籍称为"经"。如儒家"十三经"，老子的"道德经"等。

·《黄帝内经》，又称《内经》，是中国最早的医学典籍，奠定了中医对人体生理、病理、诊断以及治疗的理论认识基础。正因其对后世医学影响极大，所以称之为“经”（图3-2）。

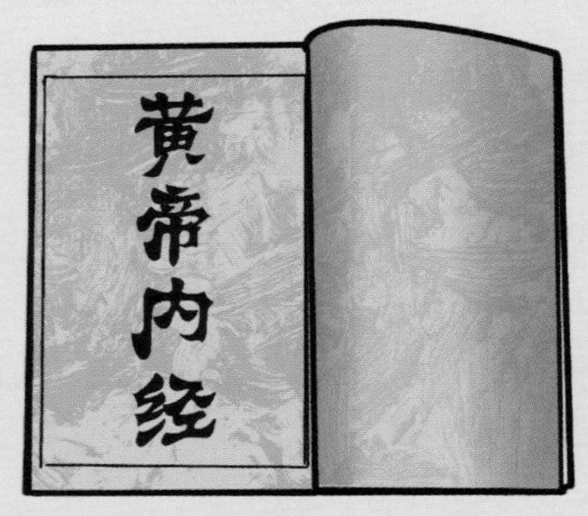

图3-2 中医经典——《黄帝内经》

其次，肾主水。《经》云：“肾者水脏，主津液。”

说明肾脏负责人体水液的代谢调节。这点和现代医学的认识较一致。

《素问·经脉别论》指出：“饮入于胃，游溢精气，上输于脾；脾气散精，上归于肺，通调水道，下输膀胱；水精四布，五经并行，合于四时五脏阴阳，揆度以为常也。”

可见，水分经由脾胃吸收后，由肺气通调肃降至膀胱，再依靠肾气的蒸腾，重吸收利用，之后才通过肾气和膀胱的通

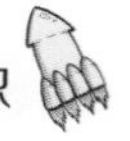

调降浊作用，排出体外。

所以说，人体正常的水液代谢需要多个脏腑的协同运作。脾之运化、肝之疏泄、肺之通降、肾之气化等，均参与水液代谢。其中，肾气主导这一过程。

此外，肾主纳气。《难经·四难》云："呼出心与肺，吸入肾与肝。"

人体通过呼吸道吸入的自然清气，是由肺所主，通过肺的肃降作用，下传至肾，由肾气固摄潜藏，使得气维持在一定的深度，以利于交换。《类证治裁》云："肺为气之主，肾为气之根。肺主出气，肾主纳气。阴阳相交，呼吸乃和。若出纳升降失常，斯喘作焉。"

可见，肾气的封藏固摄作用是维持人体正常呼吸的根本。

综上可知，中医认为肾之健康是可以从精气充足、呼吸有度、骨骼健壮、皮肤润泽、齿坚发黑来判定的。

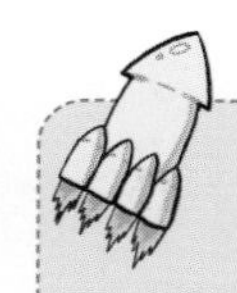

小知识点

·肾虚范围很宽泛，有肾气不足、肾精不足之不同，再细分还有肾阴虚、肾阳虚之区别。

·目前流传有很多补肾方法，也有一些价格不菲的补肾药品，我们建议各位不要盲目听信，胡乱折腾。

现今有人戏称"肾是人体的发动机"，发动机正常运作，健康就有保障。

虽说肾脏重要，但五脏相关，气息贯通。中医的精髓在于整体观念，追求的是不治已病治未病。《黄帝内经》之《素问·上古天真论》有云："恬淡虚无，真气从之，精神内守，病安从来？"

（苏卓伟　袁卓杰）

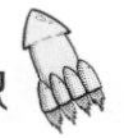

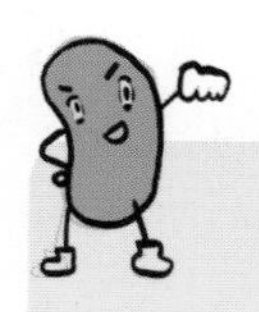

第二节　同样的肾，认识有差异

小学的课文里有一篇《画杨桃》，讲的就是杨桃摆放在课桌上，从不同的角度看，杨桃的形状不同，有的同学就能看到漂亮的五角星(图3-3)。

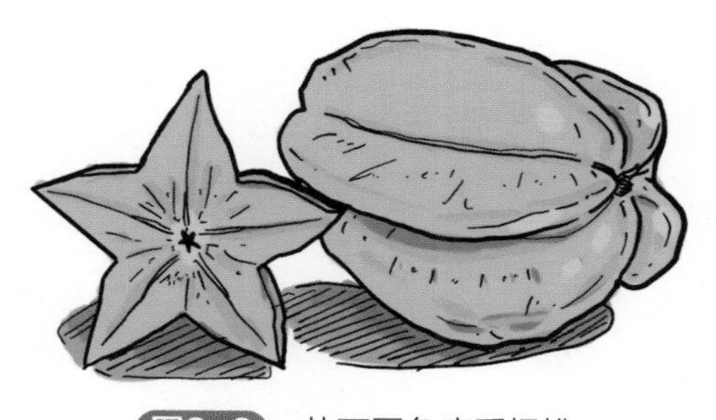

图3-3　从不同角度看杨桃

中医学和西医学对人体的认知差异，与此类似。在有些观点上，可呈现交集、相似，甚至一致；但也有差异、分歧，甚至明显相反的结论，这是因为中医学和西医学观察角度不同，对人体结构和功能的研究采用了不同的观察方法。

拿“肾”来说，中医强调的是功能，西医强调的是结构。

西医的“肾”，是指“肾脏”这一个实质性的器官，是位于腹膜后脊柱两旁浅窝中成对的扁豆状红褐色器官。

中医的“肾”，是指人体中“主藏精、生长、发育、生殖”“主水”“主纳气”等的一系列功能的集合，它既和西医的肾脏有交集，还涵盖了生殖器官、呼吸系统等的生理功能。

所以，日常听到的“肾虚”“肾气亏”“肾阳不足”等中医学概念，是强调人体的一种功能变化，而“肾炎”“肾衰”则属于西医学概念，更强调的是解剖结构的宏观变化、微观变化和疾病综合征的表现。

（袁卓杰 李 苹）

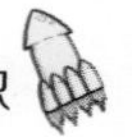

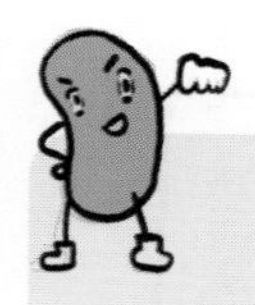

第三节　腰部酸痛，就是肾虚？

生活中，很多人会把腰酸腰痛和肾虚联系起来。

腰部酸痛真的就是肾虚吗？

什么是肾虚？

“肾虚”是中医名词，是肾脏的各种功能不足，包括气、精、阴、阳等方面的亏虚，以肾气虚、肾阴虚和肾阳虚常见。

肾气虚是肾虚中比较轻微的，如高龄老人或久病之人出现精神萎靡、行动迟缓、排尿无力等，有些遗精、早泄也属于此。

肾阳虚是气虚情况加重，又出现四肢发冷、畏寒。气虚为阳虚之渐，阳虚为气虚之甚，两者程度不同。

肾阴虚多表现为失眠多梦、潮热盗汗、腰膝酸软等。阴不足则阳有余，阳有余则热，所以阴虚多有虚热。

可见，肾虚确实会有腰酸腰痛，同时，肾虚还会伴有其他症状，要注意辨识(图3-4)。

腰部酸痛的原因

从西医角度分析造成腰酸腰痛的原因。

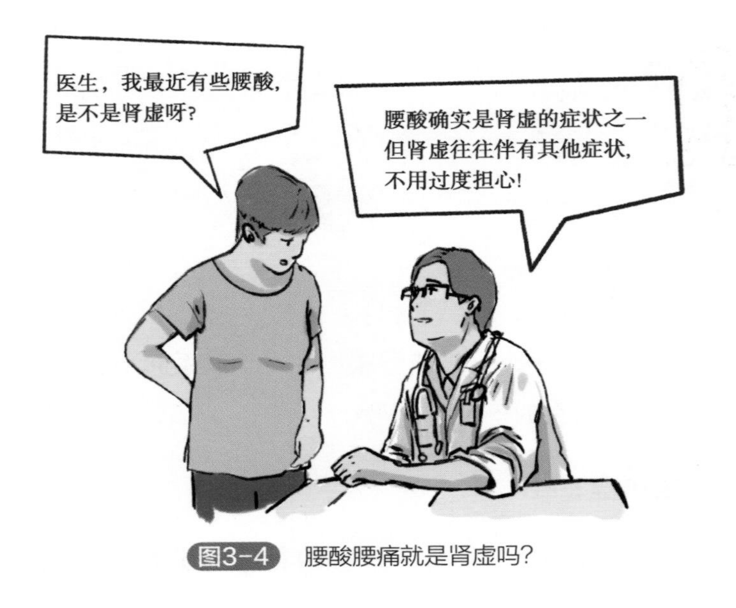
医生，我最近有些腰酸，
是不是肾虚呀？
腰酸确实是肾虚的症状之一
但肾虚往往伴有其他症状，
不用过度担心！

图3-4 腰酸腰痛就是肾虚吗？

有生理性的，如女性月经期和妊娠期引起的腰酸腰痛，属正常生理现象。

有病理性的，这需要配合一些检查才能做出诊断。因为腰部有肌肉、腰椎、肾脏，任何部位或组织出现问题，都可能表现出腰酸腰痛。

如脊椎病变，包括腰椎间盘突出症、椎管狭窄等，是最常见的腰痛原因。所以，腰痛时，要做腰椎X线或CT检查。

脊椎旁软组织病变，包括腰肌劳损、腰扭伤等，也很常见，多由于坐姿不当、长时间弯腰工作、过劳损伤等导致。治疗上，牵引、针灸等可缓解疼痛。

一些妇科疾病，也易导致腰痛，如盆腔炎、附件炎、子宫内膜异位症等，要做妇科彩超检查确诊或去妇科门诊就诊。

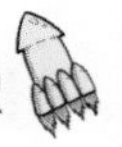

此外，腹腔、盆腔的肿瘤也会引起腰酸腰痛，必要时做CT检查即可鉴别。

当然，肾脏疾病也会引起腰痛，尿路感染和尿路结石是最常见的。尿路感染时，除腰痛外，还有发热、尿急、尿痛等症状。肾结石或输尿管结石导致的腰痛，发作时多以绞痛为主，疼痛剧烈，难以忍受，有时可见肉眼血尿。

综上所述，腰酸腰痛并不仅仅是肾虚这么简单。

如果频繁腰酸腰痛发作，建议及时就医，明确诊断。

（韩妙茹　袁卓杰）

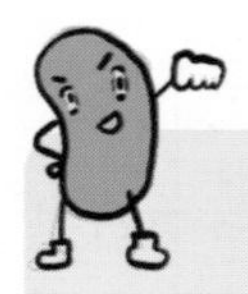

第四节 中医诊治肾病的特色与优势

整体观念是中医的精髓，也是中医治病的突出优势。

中医治疗肾病，不仅着眼于肾，还要兼顾其他脏腑调治。

治疗目的不应局限于肾病症状好转，关键是调养全身器官功能，改善机体的偏颇状态，提高整体生活质量。

中医诊治肾病手段多样，可从多种途径辨证论治。

施耐庵的《水浒传》中提到“九纹龙”史进，十八般武艺，样样精通，“哪十八般武艺？矛锤弓弩铳，鞭锏剑链挝，斧钺并戈戟，牌棒与枪杈”。

中医治疗也有“十八般武艺”，除了中药汤剂外，还有针刺、艾灸、雷火灸、拔罐、中药熏洗、中药灌肠等特色疗法(图3-5)。

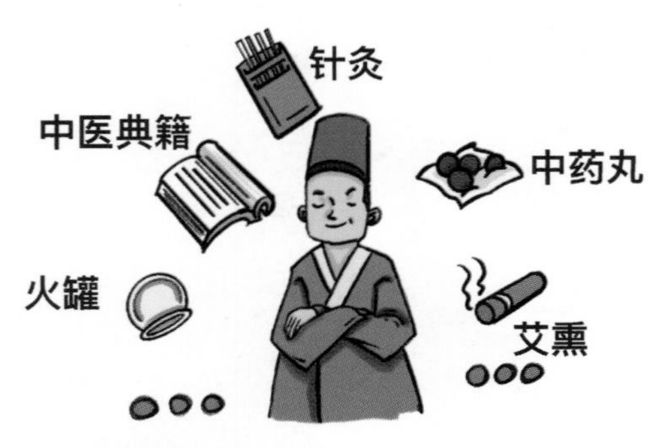

图3-5 中医治疗的“十八般武艺”

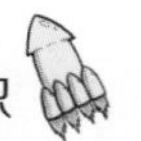

每一剂中药汤剂都是中医师精心为患者量身定做的专方。

汤剂药物可随证加减，标本同治，扶正祛邪兼顾。对肾病患者而言，汤剂的最大特色就是调理、改善机体功能，促进病情缓解(图3-6)。

比较麻烦的是熬药煲药、文火武火，要考验患者的动手能力，好在现在有了代煎配送、中药颗粒剂冲服等，可供选择。

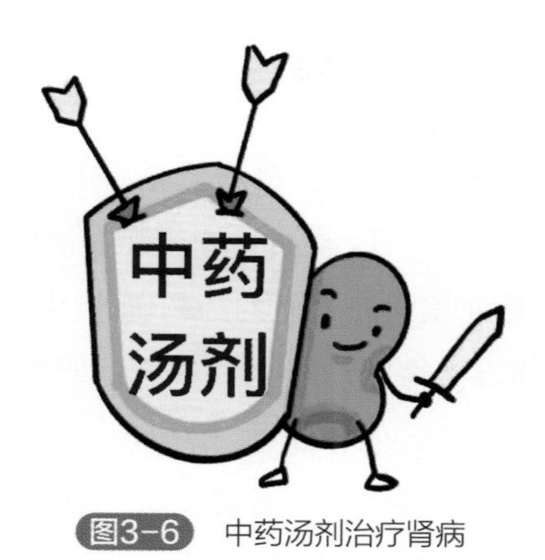

图3-6　中药汤剂治疗肾病

针刺和艾灸、雷火灸等，也是中医治疗肾病的一大特色(图3-7)。

通过刺激经络上的腧穴，调动正气，祛除邪气，起到调整脏腑经络功能、增强人体抗病能力的作用，对肾病患者常常出现的疲倦、乏力、腰酸、失眠等有较好的治疗作用。

中药熏蒸、外洗对肾病引起的下肢水肿、皮肤瘙痒有较好的治疗效果。

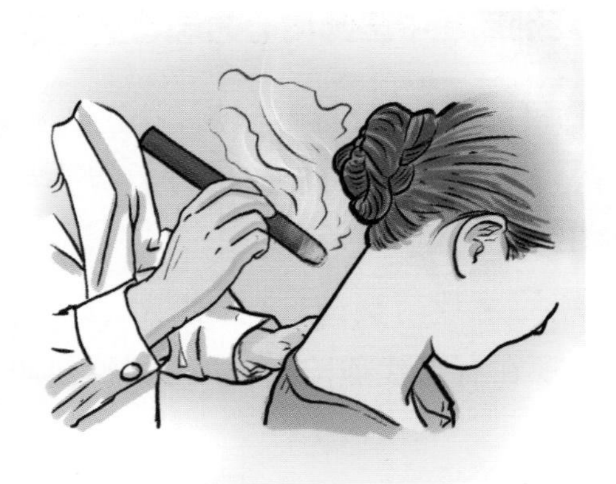

图3-7 中医艾灸

中医理论认为肺主宣发，外合皮毛，司汗孔开合，所以通过熏蒸、外洗可宣肺发汗，促进代谢废物排泄。

中药灌肠是使用泻浊通便的药物（多以大黄为主）进行灌肠通便，驱除体内毒物、废物，对一些肾病便秘者尤为适用。

总之，发挥中医特色和优势，治病求本，以提高疗效为终极目标，是每个中医师的毕生追求。

（袁卓杰　黄小燕）

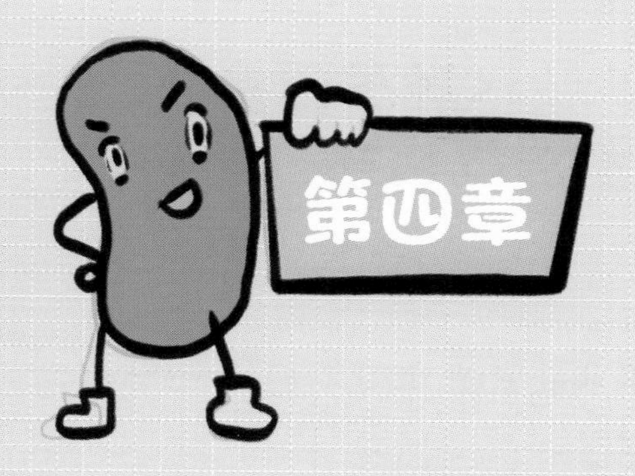

肾病的临床表现

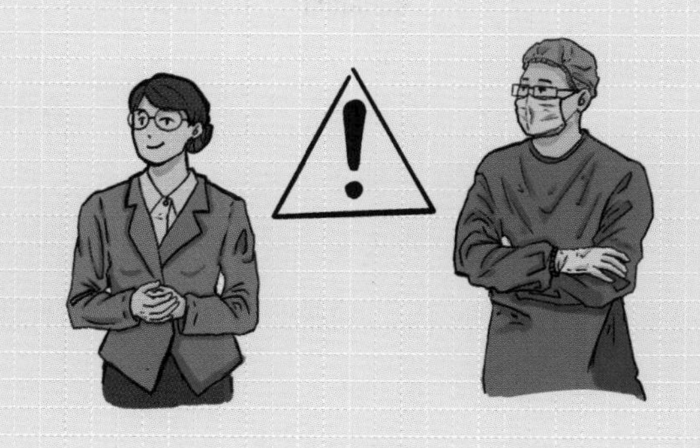

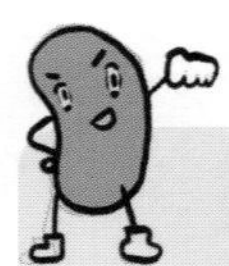

第一节　下肢水肿原因多，仔细鉴别不出错

不经意间发现的下肢肌肤紧绷，按之有凹坑，肢体沉重乏力，没错，这就是水肿了。

水肿一定就是肾病吗？真不一定，水肿和肾病不能划等号(图4-1)。

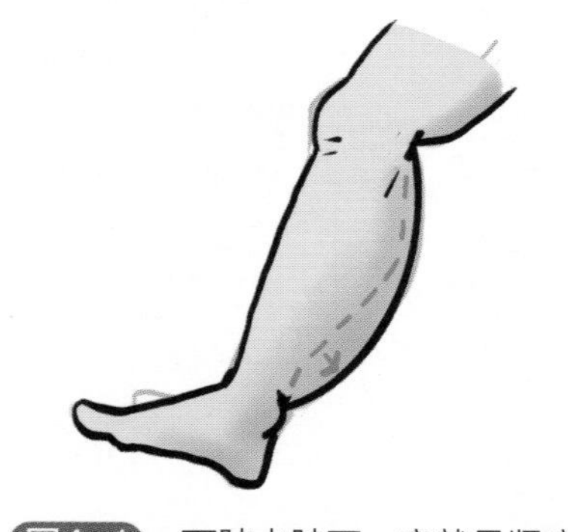

图4-1　下肢水肿不一定就是肾病

水肿的原因很多，要仔细鉴别，搞清楚病因。

最常见的三种器官损害可引起水肿，就是心、肝、肾。

心源性水肿多见于各种原因引起的心力衰竭或缩窄性心包炎，这类疾病引起的凹陷性水肿，休息后可减轻，活动后加重，反反复复(图4-2)。

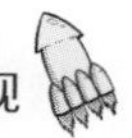

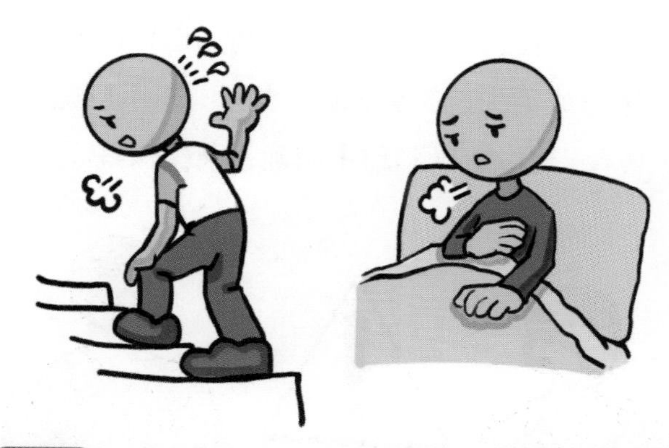

图4-2　心衰水肿时，爬个楼梯都喘气，晚上睡觉躺不平

肝源性水肿多由肝硬化、肝癌等引起，以腹水、腹胀为主要表现，常伴有黄疸，严重时也出现足踝部肿胀，甚至全身水肿。

肾源性水肿多见于各类肾炎、肾病综合征、肾衰竭等。

肾脏疾病引起的水肿多以眼睑、颜面部为首发部位，一般晨起时最明显，活动后减轻，常伴有尿量减少。

此外，还有营养不良性水肿，是由于长期食物摄入不足，导致蛋白质合成水平低下而引起水肿。现在生活水平提高后，此类水肿少见，目前在神经性厌食、胃肠肿瘤等疾患中还可见到。

有些内分泌疾病，如甲状腺功能减退症、皮质醇增多症等，因体内某些激素水平发生变化，导致水盐代谢失衡，也会出现水肿，称为内分泌性水肿。

有少数女性出现水肿，做了相关检查没有发现异常。这类水肿原因比较特殊，要考虑是否与月经期、更年期有关。

还有一些人在长时间站立、行走后，出现下肢水肿，休息后可自行缓解或消失，称为体位性水肿。提示可能存在下肢血管回流障碍，要做血管彩超来明确诊断(图4-3)。

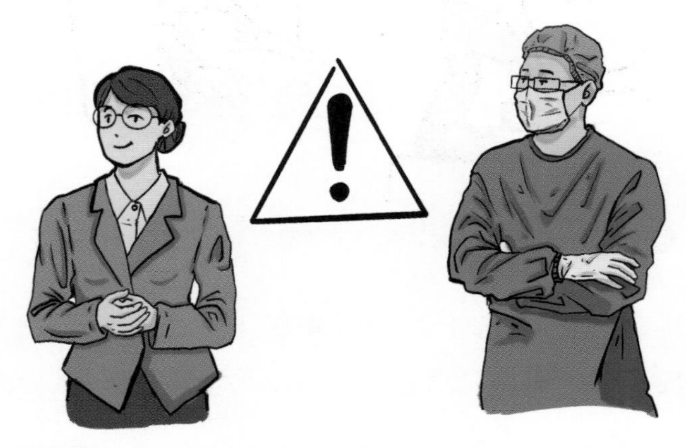

图4-3 长期站立的老师和手术医师，容易出现体位性水肿

另外，还有一类很常见的局限性水肿，是皮肤软组织感染或痛风发作引起的，属于炎症性水肿。因为炎症造成的渗出液聚集在组织间隙而产生水肿，同时局部多伴红肿、发热、疼痛等。

综上可知，下肢水肿原因很多，可以先去普通门诊就诊，做一些常规检查，鉴别清楚水肿类型，再看专科医生，这样能少折腾、不烦心。

（袁卓杰　苏佩玲）

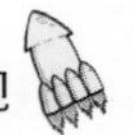

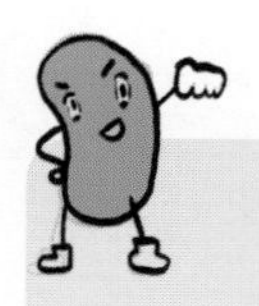

第二节　尿中泡沫多，不用太难过

正常尿液清亮透明，呈淡黄色，尿色深浅因饮水量不同会有差异，尿中泡沫较少，泡沫消退较快。

尿液为什么会有泡泡呢？

这与尿液表面张力息息相关。尿液"表面张力"增高时就会出现泡沫。

排尿过急或站位过高，此时尿液受到较大冲击，会产生较多泡沫。如同瀑布冲入水面，水面上也会出现一片泡沫，道理是一样的。

另外憋尿、饮水少、出汗多时，尿液会浓缩，此时尿液中的无机盐含量增多，也容易形成泡沫尿。

寒冷、睡眠不足、饮食辛辣，甚至长时间的精神紧张等，也可能引起泡沫尿(图4-4)。

以上这些属于正常的泡沫尿现象。

但有时，尿中泡泡多确实像个警告牌，提示前方有情况，要注意。

比如尿路感染、前列腺炎、妇科炎症时，因为炎性分泌物增多，混入尿液，就会产生较多泡沫。

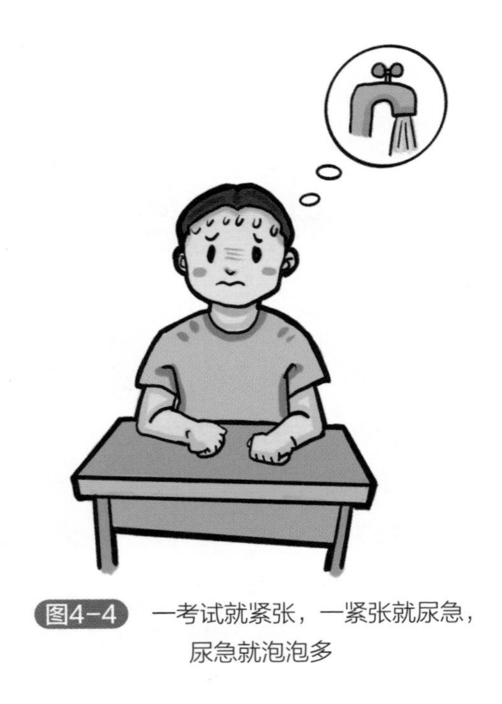

图4-4 一考试就紧张，一紧张就尿急，尿急就泡泡多

有些糖尿病患者，若血糖控制不好，尿糖或酮体较多，导致尿液酸碱度改变，影响尿液的张力，尿中泡沫就会增多。

当然，最受关注的莫过于肾病患者的泡沫尿。

由于尿中蛋白含量高，尿液表面张力极大，会出现大量细密的泡沫，而且不易消散，甚至可持续20分钟以上，是一场“华丽且难以破碎的”泡沫。这种情况下，确实要考虑是否有肾病。如果已经诊断有肾病，泡沫尿持续存在，多提示病情尚未缓解(图4-5)。

所以，发现尿中泡沫多，不必过于紧张。

有些属于正常情况的泡沫，泡沫尿不等于蛋白尿！

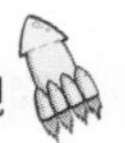

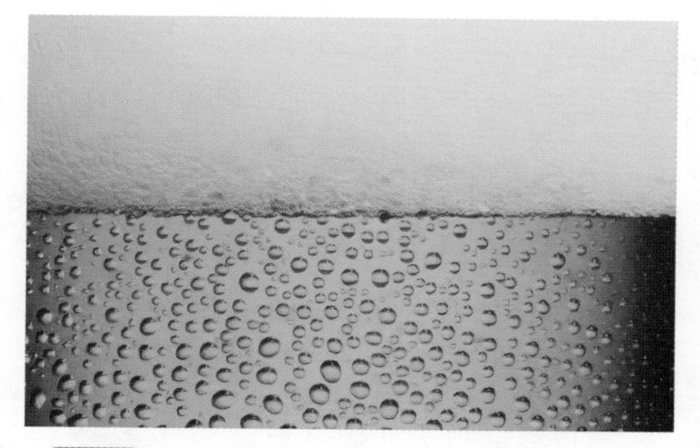

图4-5　这是啤酒的泡沫，有点类似蛋白尿的泡沫

有问题的蛋白尿的泡沫，有两个特点：一是泡沫量多且细密，二是泡沫短时间内不消失。这就一定要做尿常规或者24小时尿蛋白定量检测以明确诊断。

（王丽娟）

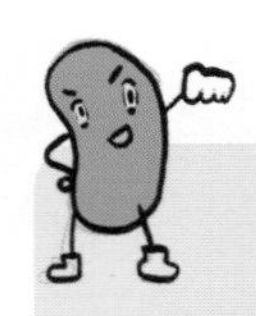

第三节 抓住典型特征，早期发现肾病

肾病有时起病缓慢，甚至没有症状，可以隐匿很久不被发现。

所以，要想早期诊断肾病，就要善于抓住肾病的早期典型特征(图4-6)。

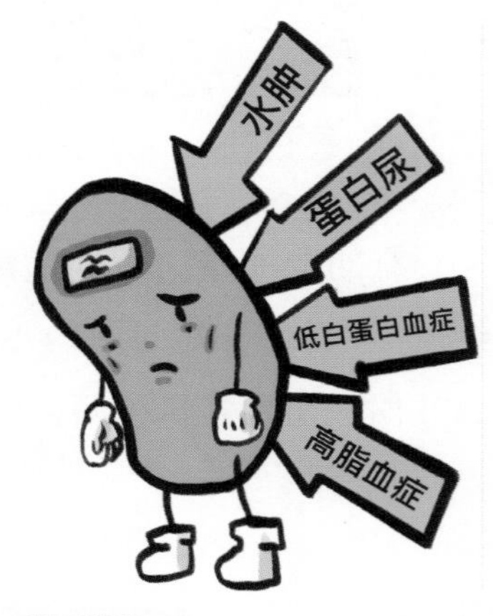

图4-6 肾病的四大典型表现

肾病典型表现之一——水肿。

用手指按脚背或者小腿胫骨前面的皮肤，如果按下去出现一个坑，几秒后可以恢复，并且皮肤紧绷发亮，就说明有水肿了。

肾病的水肿是因为尿中大量蛋白质的丢失，使血液中的水分转移到组织间隙，常常表现为晨起眼睑、颜面水肿，或双下肢水肿，严重时可有胸腔积液、腹水等。

肾病典型表现之二——蛋白尿。

由于肾小球的滤过屏障受损，大量蛋白质会漏出到尿液，形成蛋白尿。

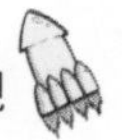

尿蛋白多时，尿液中会出现大量细腻泡沫，像啤酒的泡沫一样，长期不能消散。此时，尿常规会显示尿蛋白阳性，若行24小时尿蛋白定量检测，有时可达10g以上。

肾病典型表现之三——低白蛋白血症。

低白蛋白血症要靠抽血检查才能诊断。

由于大量白蛋白从尿液中丢失，血液中的白蛋白含量就会显著下降，当血液中的白蛋白低于30g/L时，就称为低白蛋白血症。

除了血浆白蛋白低下，还有一些免疫球蛋白、补体、抗凝物质也会随着尿液丢失，可导致人体免疫功能低下，容易并发感染；此时血液多呈高凝状态，容易发生血栓等。

肾病典型表现之四——高脂血症。

肾病综合征常有胆固醇增高、甘油三酯增高的表现，即使一些很瘦、进食很少的患者，也存在明显的高脂血症。这是由于白蛋白丢失后，肝脏脂质代谢功能障碍所致。

可见肾病综合征的高脂血症与饮食关系不大，与蛋白尿关系密切，随着蛋白尿的消退，高脂血症也会改善。

除上面四大典型表现外，肾病还有一些其他表现，如血尿、高血压、肾功能损害等。

都说肾病是隐藏的杀手，但再狡猾的恐怖分子，都会露出蛛丝马迹。

平时有警惕，发现问题早分析，肾病就无处可匿。

（刘金矗　蔡凤丹）

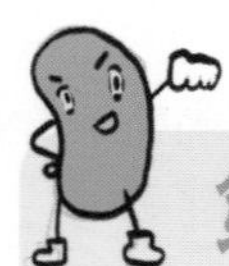

第四节 高血压和肾病如同难兄难弟

高血压和肾病，两者形影不离。

发现有肾病了，通常有血压的升高；长期的高血压，会导致肾损害。二者如同难兄难弟，相互影响。对任何一位放任不管、不处理，只会加重另一位的病情(图4-7)。

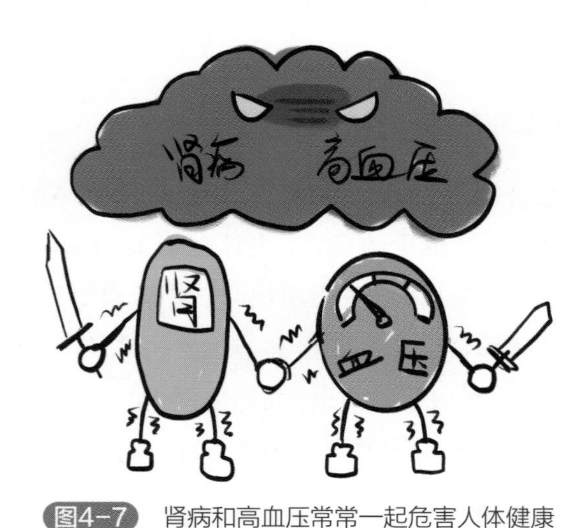

图4-7 肾病和高血压常常一起危害人体健康

肾病出现高血压的原因有几种。

其一，肾脏能维持体内水分和电解质的稳定，就像水库

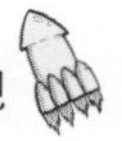

一样，能合理调节水位。当肾脏功能损害时，水液排泄受阻，体内水肿就类似上游水位上涨，整个水库压力增大。这时，血管内的压力也增加，就引起血压升高(图4-8)。

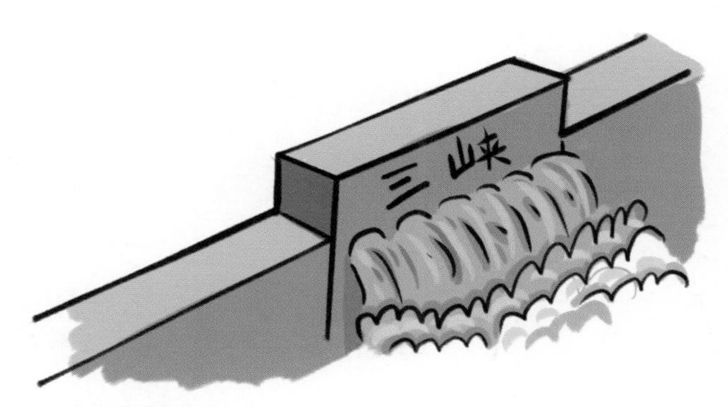

图4-8　三峡大坝如同神州大地的水液调节器

其二，由于人体的血压调节系统——肾素-血管紧张素-醛固酮系统(RAAS)受刺激而激活，导致血管收缩，血压也会升高。

高血压损伤肾脏的原因则简单一点。

若高血压长期得不到控制，全身的血管都会受影响，一些重要脏器如心、脑、肾就很容易"爆雷"。

脑血管绷不住时，就容易出现脑出血或脑梗死。

心血管扛不住时，就容易出现高血压心脏病，严重时引起心衰。

肾脏同理。肾脏内的压力过高，长期处在高负荷、高灌注的状态，肾脏功能也会下降，乃至崩溃(图4-9)。

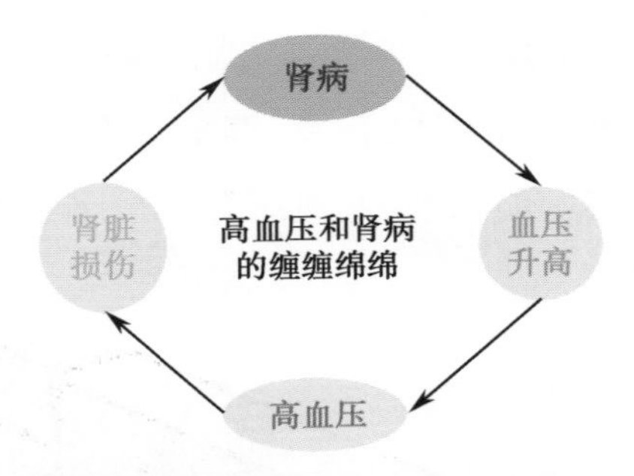

图4-9 肾病和高血压互相损害示意图

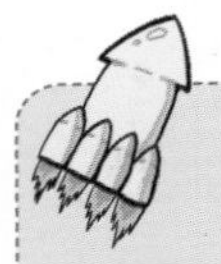

小知识点

·《中国高血压健康管理规范(2019)》建议将高血压合并慢性肾脏病患者的血压降至≤130/80mmHg，对于80岁及以上老年慢性肾脏病患者，血压控制目标值可放宽至＜140/90mmHg。

·《中国高血压临床实践指南(2022)》中高血压的定义：我国成人高血压的诊断界值由SBP(收缩压)≥140mmHg和/或DBP(舒张压)≥90mmHg下调至SBP≥130mmHg和/或DBP≥80mmHg。

(袁卓杰　李　苹)

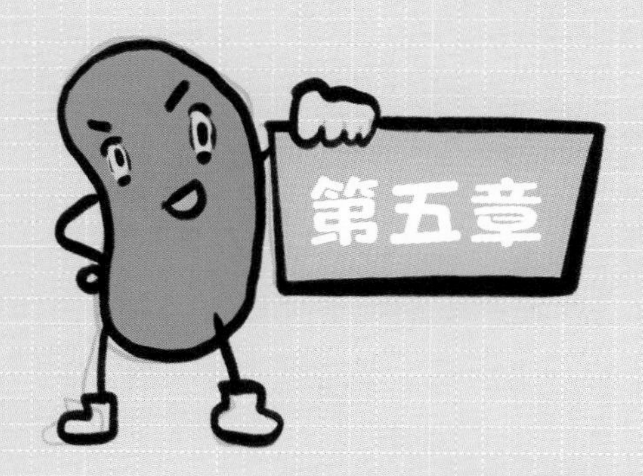

膜性肾病的诊断

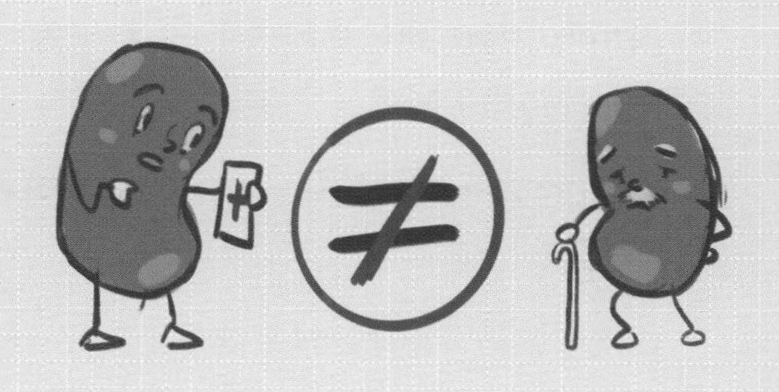

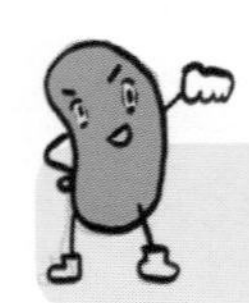

第一节 “膜”在何方?

膜性肾病是以肾小球基底膜上皮细胞下免疫复合物沉积伴基底膜弥漫增厚为特征的一组疾病。这是专业的、学术的定义，不太好理解。

其实，病“膜”损伤的关键部位就是肾小球的基底膜，简称“膜”。

这层膜和其他的两种细胞，即内皮细胞和上皮细胞(足细胞)，组成了有三层结构的“滤过系统”，也称为体内的“滤过屏障”(图5-1)。

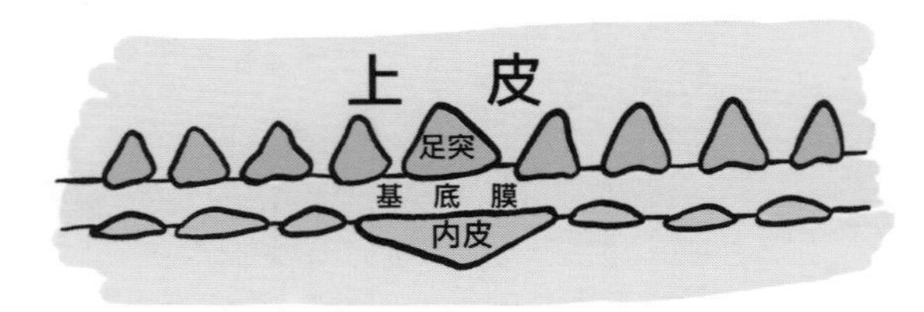

图5-1 肾小球滤过系统结构示意图

当小便中检测到过量的白蛋白、红细胞时，就能肯定地推断肾脏屏障出了问题。

滤过系统的第一道屏障——内皮细胞，可看作墙壁的内壁涂层。

内皮细胞是肾小球滤过系统最里面的一层结构，呈扁平

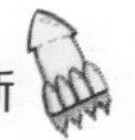

状，薄薄环绕分布在肾小球的毛细血管腔上，内皮细胞之间严丝合缝地连接在一起，每个内皮细胞都开放着很多微小的直径仅有60~80nm的窗孔。

滤过系统的第二道屏障——基底膜，类似于主墙体。

基底膜夹在内皮细胞和足细胞之间，是滤过系统三层结构的“中流砥柱”。

因为基底膜的滤过孔径最小，所以拦截作用也最强。

一般内皮细胞出问题，会有蛋白质、红细胞漏出，但量通常不多。

膜性肾病，主要就是这层基底膜出问题了，等于墙体的主结构出问题。显微镜下观察到基底膜变厚了，但是这种无端增厚，实际上却大大拉低了主墙体结构的严密与瓷实，导致大量蛋白质没有被有效拦截，从尿中丢失了，白白浪费掉了。

滤过系统的第三道屏障——足细胞，可以理解为外墙的墙砖。

上皮细胞，又称足细胞，位于滤过系统的最外层，其形态非常有特点，细胞上有许多突起，像章鱼，称为“足突”。这些足突交叉覆盖在墙体的表面，相邻的足细胞之间有缝隙，可形成精巧的拉链状结构，通过灵活地收缩、舒张，调节缝隙大小，进而调节滤过功能(图5-2)。

足细胞的重要性在于它是不可再生的，一旦出现损伤或脱落，数量和密度减少，那么它严密的拉链状结构和滤过功能就会遭到破坏。

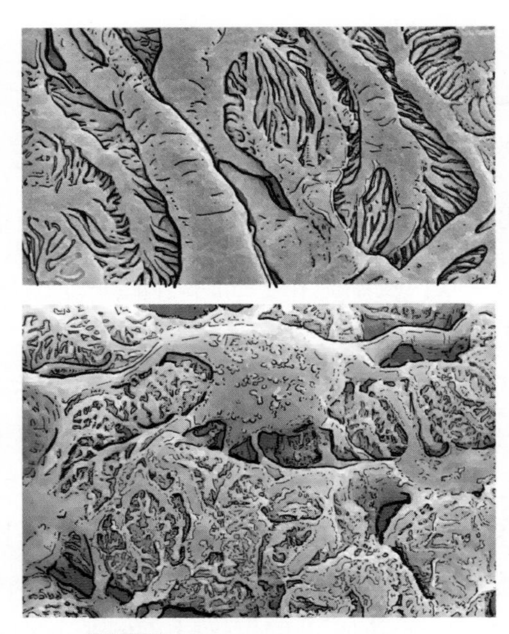

图5-2 电镜下的正常上皮细胞

足细胞从融合到脱落到消失，最终导致基底膜裸露。这等于外墙的墙砖脱落，随之而来的是主墙体的塌陷(图5-3)。

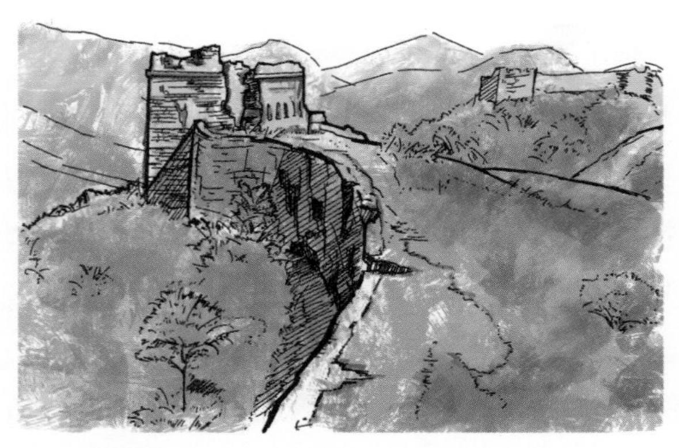

图5-3 肾脏滤过屏障受损就似这断壁残垣

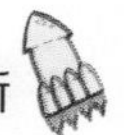

足细胞损伤也是膜性肾病的典型病理变化之一。

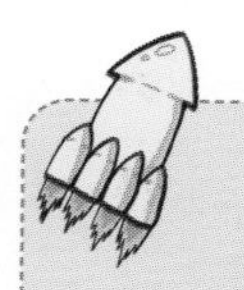

小知识点

·检测到尿中有蛋白质、红细胞等，说明肾脏的滤过屏障出了问题。但究竟是这三层结构中的哪一层或哪几层出了问题，即使有丰富经验的临床医生有时都无法精准判断，这时，就需要做“肾穿”来明确诊断，肾穿报告上会有准确的损害描述，比如：内皮细胞增生，基底膜增厚伴有钉突形成，上皮细胞足突融合消失……

有担当的医生，一定要知道病魔所在，方可对症下药。

只要肾小球基底膜能修复安好，就没有膜性肾病患者的阴天。

参考文献

[1] Paul L.Kimmel，Mark E.Rosenberg. 慢性肾脏病[M]. 庄守纲，译. 北京：人民卫生出版社，2018.

[2] 黎磊石，刘志红. 中国肾脏病学[M]. 北京：人民军医出版社，2008.

（顾皓雯）

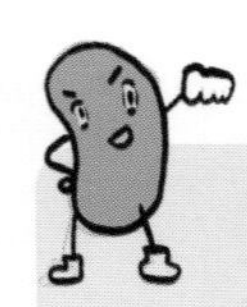

第二节 一份“膜性肾病”病理报告单的背后

肾脏穿刺取到的肾脏组织，我们会马上送到病理科，由病理科医生经过各种繁琐复杂的处理，再借助显微镜，用他们的“火眼金睛”去仔细观察、鉴别、判断，最后给出一张“华丽”的肾穿刺活检报告单。

繁琐复杂的处理包括：取材、固定、脱水、透明、浸蜡、包埋、切片、染色，这一套流程很耗时间，所以，一份肾穿刺活检报告的出炉有时需要4~5天的时间。

临床工作中，每一位肾科医生都很重视这份由病理科医生发出的肾穿刺活检报告。

正常肾脏的肾小球里面有复杂的“栅栏”样结构，就是肾小球的“滤过屏障”，可以把有用的物质回收，把废物排出体外。

这类“栅栏”，就是肾小球的“滤过屏障”，它有三层结构：内皮细胞、上皮细胞和基底膜。正如上节所讲，上皮细胞，亦称为足细胞，驻守在肾小球基底膜外侧；内皮细胞则驻守在肾小球基底膜内侧，呈窗孔状排列；基底膜则在足细胞和内皮细胞的中间。

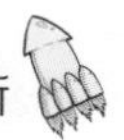

当病理科医生在显微镜下看到中间这层基底膜明显增厚(图5-4)，有免疫复合物沉积(图5-5)时，基本就可判断是“膜性肾病”了。

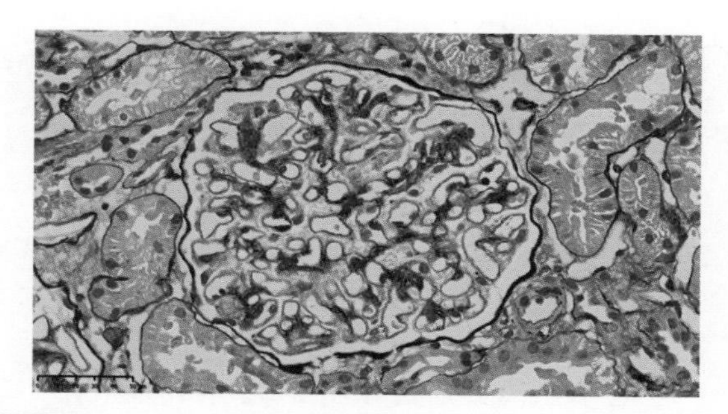

图5-4　膜性肾病的病理组织图（光镜·PASM染色）

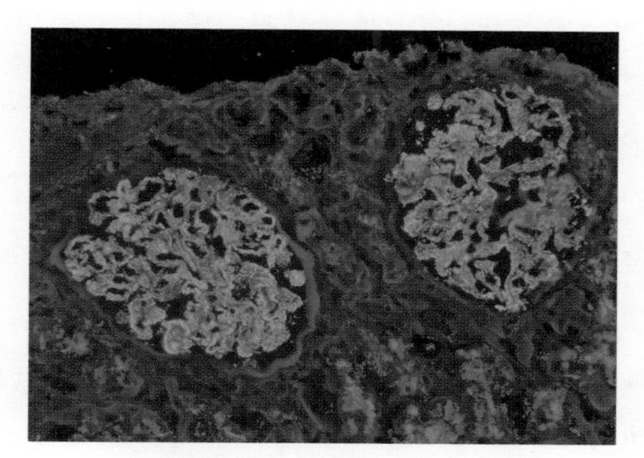

图5-5　膜性肾病的病理组织图
（直接免疫荧光染色：IgG-FITC标记）

有时病理科医生还会根据基底膜的病变特征，给出分期判断，比如膜性肾病Ⅰ期、膜性肾病Ⅱ期、膜性肾病Ⅲ期，等等。分期不同，只表明病变处在不同阶段，对治疗方案的选择和预后判断意义不大。

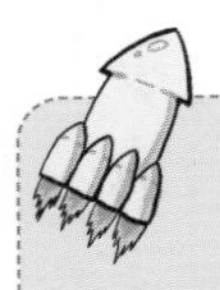

小知识点

显微镜是病理科医生的必备武器，一份完整的肾穿刺活检病理报告单要包括荧光显微镜、普通光学显微镜、电子显微镜下所见内容的表述。

· 荧光显微镜：看看肾脏里面是否有特殊的免疫物质沉积。

· 普通光学显微镜：看看肾脏基本结构、肾小球结构是否正常。

· 电子显微镜：可以看清楚每个肾小球里面的超微结构是否正常。基底膜是否有增厚，主要依靠电子显微镜来判断。

大多数膜性肾病是靠病理诊断的。每一份肾穿刺活检病理报告单的背后，都凝结着病理科医生的默默付出。病理科医生是真正的大医，有着“功成不必在我，功成必定有我”的气势和魄力。

（单文君）

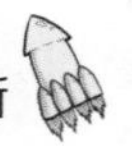

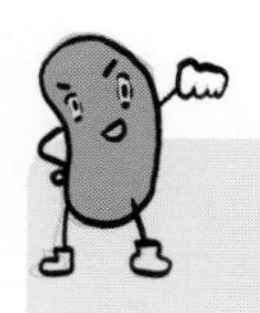

第三节　有因才有果，治病必求因

医家诊治疾病讲究病因、讲究病机。

膜性肾病表现为肾小球基底膜增厚，增厚的原因是有免疫复合物的沉积。

免疫复合物沉积可以看作是导致膜性肾病的直接因素。

那么，免疫复合物是从何而来的，为什么会掉落沉积在基底膜上？

人体有一套复杂的免疫系统，这是人类慢慢进化形成的，可以有效识别、抵御、杀伤外来的微生物或者体内的异常物质，这就相当于每个人体内都有一套雷达识别跟踪系统和导弹防御系统(图5-6)。

但有时人体的免疫功能会发生紊乱、缺陷，这时会造成体内免疫损伤。类似于雷达识别失效、导弹摧毁自家阵地。

膜性肾病属于一种免疫损伤类疾病。

可以简单理解为基底膜就是战场，战争双方——抗原和抗体在此处发生“肉搏”，双方战士形成的“复合物”便会在基底膜上越积越多，基底膜因此而增厚(图5-7)。

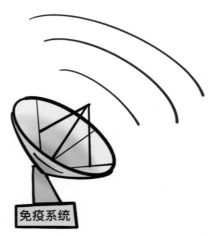

图5-6 人体免疫系统类似雷达识别跟踪系统+导弹防御系统

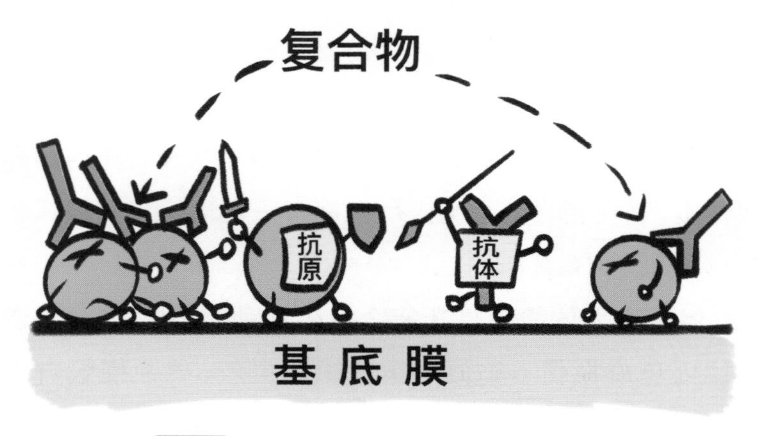

图5-7 抗原抗体复合物在基底膜的战场上

其实事情还更复杂，当抗原与抗体双方鏖斗、难决胜负时，形成的免疫复合物还会通过特殊途径向体内的补体系统发出信号。补体系统通过一系列的激活反应，最终会形成所

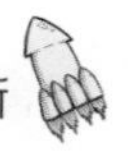

谓的“膜攻击复合物”，代号C5b-9。

成了气候的C5b-9也是勇猛斗士，来到战场，不分青红皂白，也不分善与恶，胡乱开斗，一切的毁败损伤就更加严重了。

战争启动后，在电子显微镜下，上皮细胞的拉链结构不再严丝合缝，曾经相互紧密交叉的足突因被侵蚀破坏而出现融合，甚至消失。基底膜暴露、被破坏而不再完整。为了掩盖修复这些残败之象，基底膜就会增厚(图5-8)。

在光镜下，形态不规则的基底膜增厚，就会看到有“钉状突起”结构。

当发现有“钉突”，意味着基底膜的整体结构已经被破坏，滤过屏障功能也大打折扣。

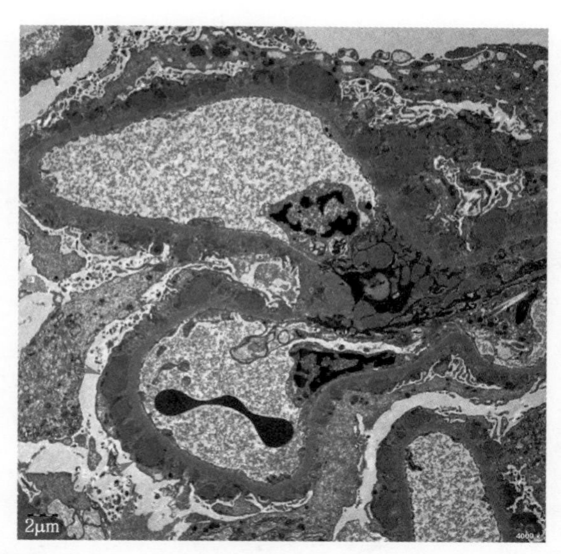

图5-8 电镜下膜性肾病的电子致密物（免疫复合物）沉积

综上可知，膜性肾病的发病机制为抗原抗体形成免疫复合物，沉积在基底膜上，补体激活加重了这种损害，基底膜变厚、有钉突形成，滤过屏障受损，大量蛋白质从尿中漏出。

若要再追问抗原、抗体是如何形成的，那可能的原因就与外在环境因素(如大气污染等)、自身免疫系统紊乱，甚至基因变异有关了，这需要进一步研究明确。

知道膜性肾病的起因在于免疫复合物的形成，在治疗上有时就要用到免疫抑制药物，来抑制或清除这些免疫复合物。如此，病情就可慢慢缓解。

(顾皓雯)

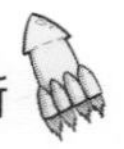

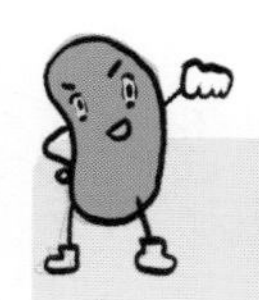

第四节　有一类膜性肾病是继发的

膜性肾病不算是非常完美的终极诊断。

临床医生还需要进一步鉴别清楚膜性肾病是原发的还是继发的。

原发性膜性肾病，也称特发性膜性肾病，是指排除了其他继发因素所致的膜性肾病。

继发性膜性肾病是指明确继发于其他疾病的膜性肾病，约占膜性肾病的20%~30%。

导致继发性膜性肾病的原因比较多，有以下几大类。

其一是感染因素。最常见的是乙型肝炎病毒导致的乙肝相关性膜性肾病，在肾穿刺活检中可以看到乙型肝炎病毒沉积在肾脏(图5-9)。

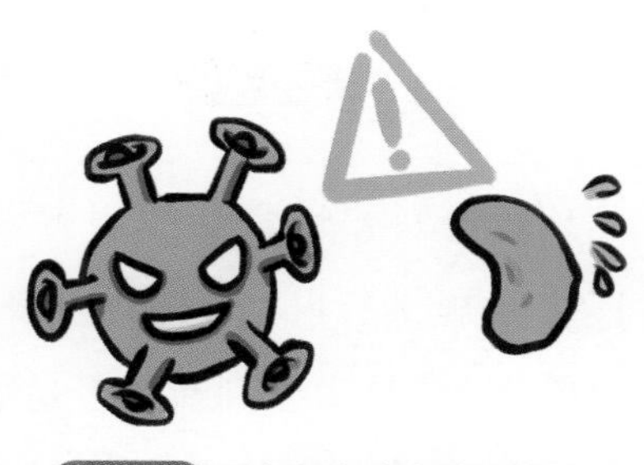

图5-9　病毒也会危害到肾脏

其二是结缔组织病。包括系统性红斑狼疮、类风湿关节炎、干燥综合征等。

系统性红斑狼疮若有肾损害，称狼疮性肾炎。狼疮性肾炎也有肾小球基底膜增厚的表现形式。

其三是肿瘤。包括胃癌、肺癌、肝癌、乳腺癌、卵巢癌和淋巴瘤等。

对于老年患者，尤其需要排除肿瘤相关性膜性肾病。

其四是药物和重金属。有一些药物，如青霉胺等；还有一些重金属，如金制剂、汞、锂等，服用、接触后可导致膜性肾病(图5-10)。

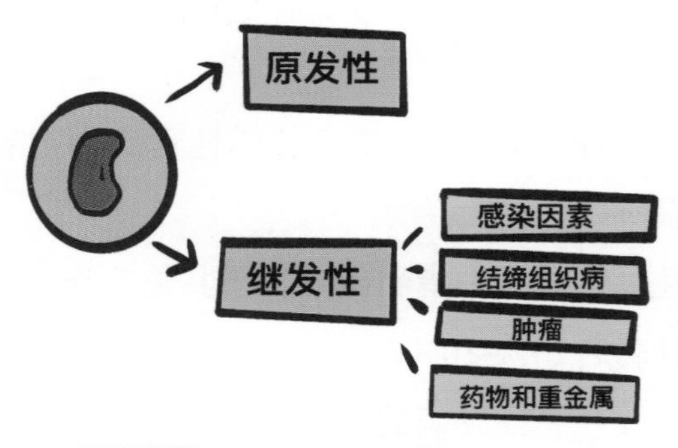

图5-10 继发性膜性肾病的常见原因

故针对膜性肾病的患者，临床医生除详细询问病史外，还会常规进行肝炎病毒、自身免疫抗体、胃肠镜、胸腹部CT等检查，就是为了判断是否是继发性膜性肾病。

在治疗原则上，继发性膜性肾病要针对继发因素进行干预和处理。

与肿瘤相关的要治疗肿瘤，与乙肝相关的要抗乙肝病毒，与药物相关的要停用相关药物，等等。

（苏卓伟　王　丹）

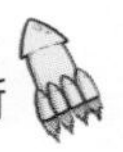

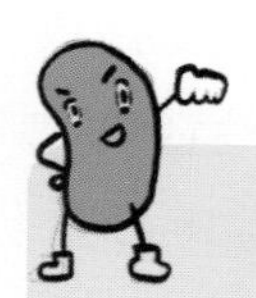

第五节 膜性肾病必做的一项检查

有一项检查是膜性肾病才需要做的，而且每隔一段时间都必须要复查，它就是抗磷脂酶A2受体抗体(抗PLA2R抗体)(图5-11)。

磷脂酶A2受体位于肾小球足细胞，当足细胞受到损伤时，磷脂酶A2受体暴露出来，导致体内产生抗PLA2R抗体，抗体与受体抗原结合，成为原位免疫复合物，激活补体系统，导致足细胞和肾小球滤过屏障损伤，致使尿蛋白产生。

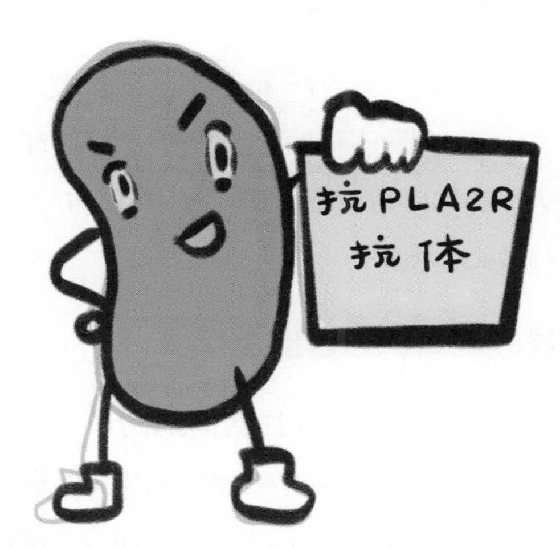

图5-11 抗PLA2R抗体是诊治膜性肾病的一项重要检查

简单来说，抗PLA2R抗体的出现，提示肾脏组织受到攻击，会出现肾小球基底膜病变，故病理上称之为“膜性肾病”。

抗PLA2R抗体至少有三方面的价值。

其一，有助于膜性肾病的诊断。

抗PLA2R抗体的发现，对于膜性肾病的诊断而言具有跨时代的意义。研究表明，抗PLA2R抗体只出现在特发性膜性肾病中，其他肾脏疾病很少出现。

既往诊断膜性肾病依赖于肾穿刺活检术，但对于一些高龄老人，或者有出血倾向的患者，进行肾穿刺活检术的风险较大，因此这类患者往往无法明确诊断。而现在，如果患者的抗PLA2R抗体为阳性，诊断为膜性肾病的敏感性可达到70%，特异性可达到99%。

其二，可以判断膜性肾病的严重程度及预后。

抗PLA2R抗体与疾病的严重程度息息相关。一般而言，抗体滴度越高，提示膜性肾病的严重程度就越高，自发缓解率就越低；反之抗体滴度越低，提示膜性肾病的严重程度就越低，自发缓解率就越高。

其三，能指导膜性肾病患者的治疗。

许多膜性肾病患者经过一段时间的药物治疗后，尿蛋白下降不明显，这个时候如果复查发现抗PLA2R抗体下降，即使尿蛋白没有显著变化，也可以判断今后的病情是朝着好的方向发展的。研究表明，抗PLA2R抗体的变化要早于尿蛋白

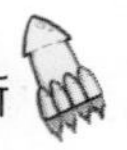

的变化，通常在其抗体滴度降低一段时间后，尿蛋白才会随之降低(图5-12)。

反过来，抗PLA2R抗体也是膜性肾病的病情复发或加重的报警器，如果检查发现抗PLA2R抗体升高，预示着病情很有可能会复发或加重。

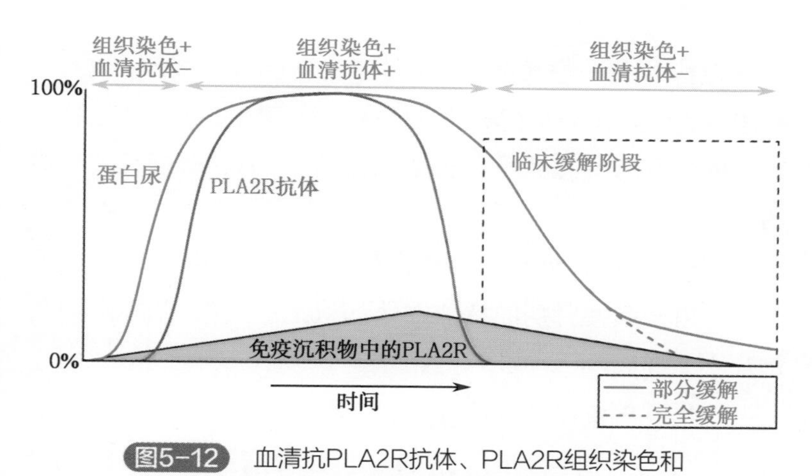

图5-12　血清抗PLA2R抗体、PLA2R组织染色和临床蛋白尿的时间关联示意图

建议膜性肾病患者每2~3个月做1次抗PLA2R抗体检查。这是一项很有必要的检查。

参考文献

[1] Francis J M, Beck L H Jr, Salant D J.Membranous nephropathy: a journey from bench to bedside[J].Am J Kidney Dis, 2016, 68(1): 138-147.

（张铭睿　黄小燕）

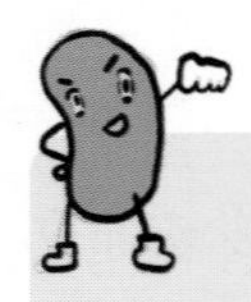

第六节 先定风险，再定方案

为什么有一些膜性肾病，保守处理就可以缓解；也有一些患者，要使用环磷酰胺、他克莫司等，病情才能得到控制？

为什么有些患者可以长期门诊治疗，有些却要反复住院治疗？

同是一种病，处理上为什么有这么大的差别？

这就是膜性肾病的特殊之处：诊断虽一样，结局很多样，治疗不一样。

这里首先要提到膜性肾病的“风险分层”。

所谓的“风险分层”，指的是膜性肾病进展为终末期肾病、需要透析的风险程度。不同的风险等级，进展到终末期肾病的概率也不同。

有研究发现，24小时尿蛋白大于3.5g的膜性肾病患者，如果不治疗的话，5年、10年和15年时，终末期肾病的发生率分别约为14%、35%和41%。而24小时尿蛋白小于3.5g的患者，即使不治疗，10年后的终末期肾病发生率可能低至2%。

要区分膜性肾病风险程度，主要看两项指标：一是蛋白尿，二是血肌酐。

通常少量蛋白尿、血肌酐正常的患者，一般风险等级很

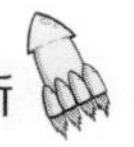

低，而长期大量蛋白尿、血肌酐有升高的患者，风险等级就高（图5-13）。

低风险	中风险	高风险	很高风险
➢ eGFR 正常，蛋白尿 < 3.5g/d，血清白蛋白 > 30g/L ➢ eGFR 正常，蛋白尿 < 3.5g/d 或经 6 个月的 ACEI/ARB 保守治疗后蛋白尿下降>50%	➢ eGFR 正常，蛋白尿 > 3.5g/d 或使用 ACEI/ARB 的保守治疗 6 个月后下降不大于 50%	➢ eGFR < 60 ml/min/1.73m²，或蛋白尿>8g/d，持续 6 个月以上 ➢ eGFR 正常，蛋白尿>3.5g/d，经 6 个月的 ACEI/ARB 保守治疗后蛋白尿下降<50% 且至少满足以下条件其中之一： ➢ 血清白蛋白<25g/L ➢ PLA2Rab>50 RU/ml ➢ 尿 α1-微球蛋白>40μg/min ➢ 尿 IgG>1μg/min ➢ 尿 β2-微球蛋白>250mg/d ➢ 筛选系数 > 0.20	➢ 威胁生命的肾病综合征 ➢ 不能用其他解释的肾功能快速恶化

图5-13　2021年KDIGO指南建议的膜性肾病的风险分层图

上图有点复杂，简单解说一下，膜性肾病分为四种不同的风险程度：低风险、中风险、高风险、很高风险。

低风险是指肾功能正常、24小时尿蛋白小于3.5g。这类患者只需要支持、对症处理，长期门诊复查观察即可。

中风险是指24小时尿蛋白大于3.5g且小于8g，肾功能正常。这类患者可以积极治疗，也可以保守治疗。

高风险是指24小时尿蛋白大于8g，或者有肾功能下降。

很高风险是指膜性肾病的病情进展，威胁到生命，或者肾功能快速恶化。

高风险和很高风险的患者一定要积极治疗。

诊治膜性肾病的流程：确定原发后，要判断风险，再制定治疗方案。

不同的风险程度，治疗方案也会不同。

（张铭睿　马伟忠）

第七节 “膜性肾病Ⅲ期”和“慢性肾脏病3期”不是一回事

经常有患者问：“我是膜性肾病Ⅲ期，是不是很快就要透析、洗肾了？”

也经常有患者拿着出院小结问：“我是膜性肾病Ⅲ期啊，怎么诊断上还写了我是慢性肾脏病3期？”（图5-14）

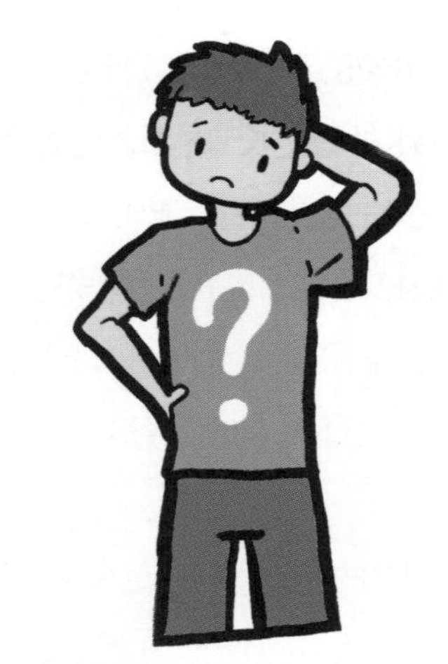

图5-14 “膜性肾病Ⅲ期”和“慢性肾脏病3期”有什么不同？

膜性肾病Ⅲ期和慢性肾脏病3期，虽然都是3期，但代表的临床意义还真的不一样。

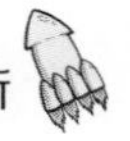

不一样之中，两者还有着很强的联系。

先说说膜性肾病Ⅲ期，临床诊断膜性肾病大多是需要靠肾穿刺活检的。

诊断流程大体如下：发现水肿、蛋白尿，然后做肾穿，取一点肾脏组织经过各种处理后，再放在各种显微镜下观察，发现病变主要是肾小球的基底膜，这就可以诊断是膜性肾病了。继续在电子显微镜下观察肾小球基底膜的细微病变，就能对膜性肾病进行分期。

Ⅰ期：有散在的免疫复合物沉积在肾小球基底膜上。这种情况可以理解为体内开始有一些不友好的小东西掉在肾脏上，引起了肾脏病变。

Ⅱ期：沉积在基底膜上的物质越来越多，可以看到有尖峰、钉突等表现。

Ⅲ期：不仅在表面，在基底膜里面也出现免疫复合物，导致整个基底膜变厚。

Ⅳ期：这些物质开始消失，出现空泡，在不规则增厚的基底膜中出现不规则的透亮区，像链环一样。

膜性肾病的病理类型分期表现就如同这张经典的示意图（图5-15）。

这些变化是病理科医生通过认真观察发现的，对膜性肾病病理形态作了归纳分类。后来的研究发现，膜性肾病的病理分期与临床表现、病情严重程度及预后并无太大关系。也就是说，病理学分类的不同期与尿蛋白多少无关，与将来是否会发展成尿毒症无关，与要选择的治疗方案也无关。

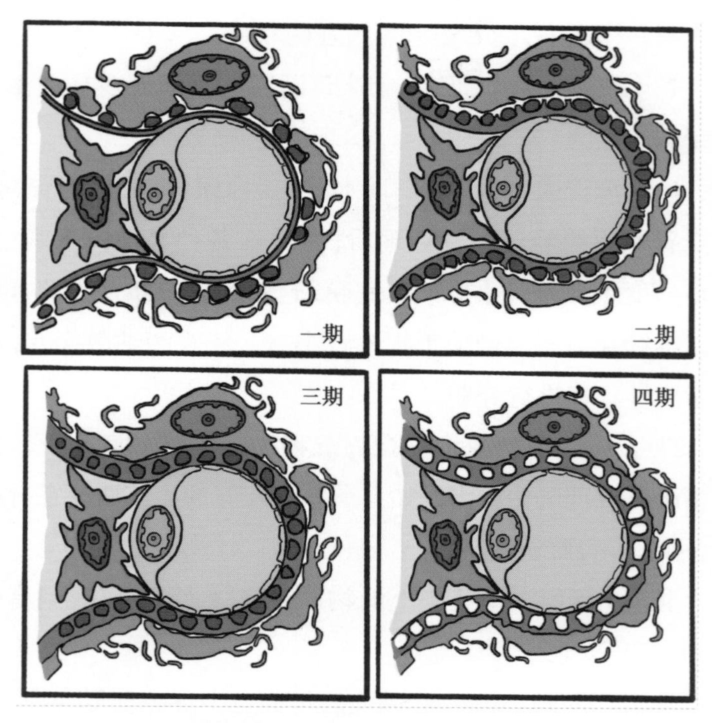

图5-15 膜性肾病病理分期模拟图

（绿色为足细胞；深灰色为肾小球基底膜；黄色为内皮细胞；红色为系膜细胞；浅灰色为系膜区基质成分；黑色为免疫复合物；白色为免疫复合物吸收后的透亮区）

简单点说，不能说膜性肾病Ⅲ期就比Ⅱ期严重，也不能说Ⅰ期预后就比Ⅲ期的好。现在也可以通过抽血检测体内相关抗体来诊断膜性肾病，但不能明确病理分期。所以，病历上明确写了有“膜性肾病Ⅲ期”，就可推断这是做了肾穿的。只有做了肾穿，才能看到病理分期的变化。

而慢性肾脏病的3期，这个3期的确定，代表的临床问题

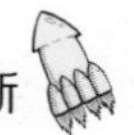

就要严重得多。

慢性肾脏病是根据肾小球滤过率来分期的，可分为5期。肾小球滤过率（GFR）代表肾脏的功能情况：GFR越低，表示肾功能越差；GFR越低，分期就越高，病情就越严重。

慢性肾脏病3期说明肾脏功能出现了中度异常，GFR在30~59ml/min之间，这时血肌酐的数值开始增高，若不及时处理治疗，肾病就会加速进展。若进展到5期，通常称为尿毒症，即GFR小于15ml/min时，就要开始透析了。

所以，膜性肾病的Ⅲ期与慢性肾脏病的3期是不同的。

膜性肾病的Ⅲ期，是肾脏微观表现的分期。

慢性肾脏病3期，是肾脏整体功能的分期。

需要注意的是，膜性肾病也属于慢性肾脏病。如果膜性肾病Ⅲ期的患者，肾功能也出现了异常，这时在诊断上就可能同时出现“膜性肾病Ⅲ期+慢性肾脏病3期”的诊断。这种情况多属于高风险状况，需要更积极地治疗。

（王　丹　袁卓杰）

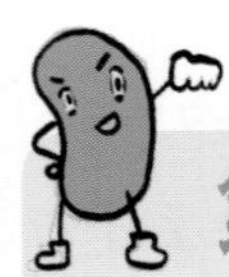

第八节 膜性肾病的发病率越来越高了

近年来我国膜性肾病的发病率呈上升趋势。

先看一项来自国内的研究数据：将年龄和区域标准化后，在2004—2014年期间，肾穿患者中膜性肾病占所有肾小球疾病的比例从12.2%上升到24.9%，据此可知，膜性肾病的发病风险在此11年间每年增加13%。与膜性肾病相比，其他主要肾小球疾病（如IgA肾病、微小病变性肾小球病等）的占比则基本保持稳定。

从这一趋势推测，今后膜性肾病发病率有可能会超过IgA肾病，成为中国发病率最高的肾病类型（图5-16）。

那么，是什么原因导致膜性肾病的发病率逐年增加呢？

首先，是诊断水平的进步。

以前膜性肾病的诊断只能靠肾穿刺活检来确诊。2009年，首次发现抗PLA2R抗体可作为诊断膜性肾病的生物标志物。此后，还发现了其他一些抗体与膜性肾病的发病相关。随着这类抗体检测逐渐普及，现在只要抽血检查此类抗体，就可诊断膜性肾病。所以越来越多之前未明确诊断的膜性肾病被临床医师找出来。

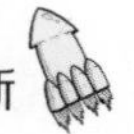

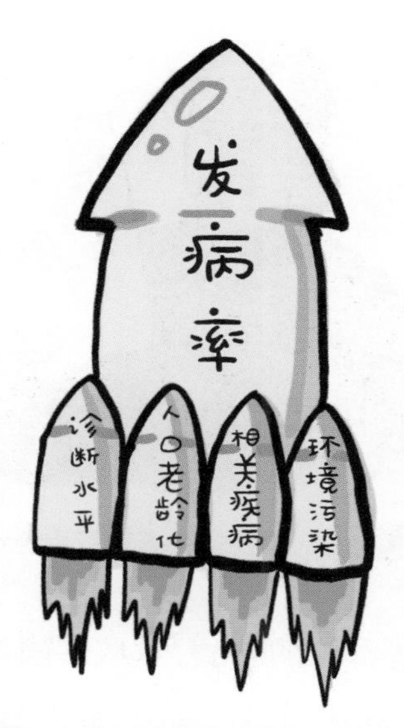

图5-16　近年来膜性肾病的发病率逐年上升

其次，是人口的老龄化。

膜性肾病主要高发于中老年人群。2022年9月，国家卫生健康委员会召开新闻发布会时提到，截至2021年底，全国60岁及以上老年人口达2.67亿，占总人口的18.9%；预计2035年左右，60岁及以上老年人口将突破4亿，在总人口中的占比将超过30%，进入重度老龄化阶段。我国老年人口所占比例的增加，势必导致老年疾病包括膜性肾病的患者数量显著攀升(图5-17)。

再次，是相关疾病数量的增加。

有一些膜性肾病继发于身体其他部位的肿瘤病变，如肺

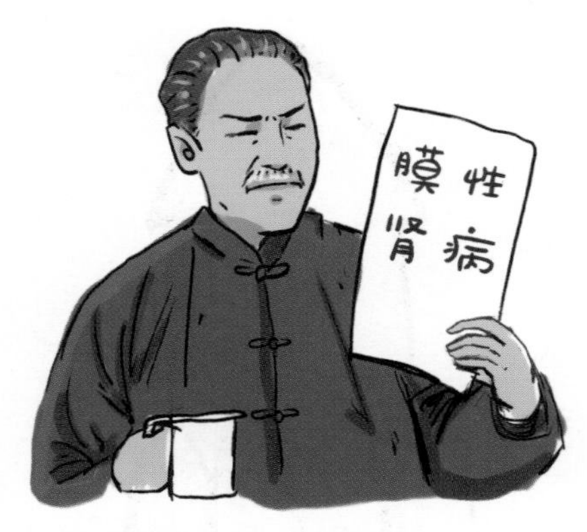

图5-17 膜性肾病喜欢盯上老年人

部、胃肠道、乳腺等部位的肿瘤，这些肿瘤发病率的增加也会导致继发性膜性肾病的增多。所以，针对有些膜性肾病患者，我们会建议行肺部CT、胃肠镜、妇科与乳腺彩超等检查，就是要排除肿瘤因素。

最后，就是环境污染的影响。

国内研究表明，长期暴露于高浓度的直径小于2.5μm细颗粒物的环境中与膜性肾病患病密切相关。该研究选取2004—2014年间的国内数百家医院的肾脏活检患者作为研究对象，进行长期暴露于高浓度PM2.5环境中与肾小球疾病发病率的相关性研究，发现PM2.5浓度每增加10mg/m^3，膜性肾病的发病率就增加13%。中国北方地区的膜性肾病发生率较高，特别是空气污染较严重的地区。动物实验也证实，长期暴露于高浓度PM2.5的环境中，可促进自身抗体和免疫复合物的产生，诱发膜性肾病(图5-18)。

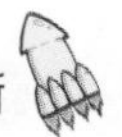

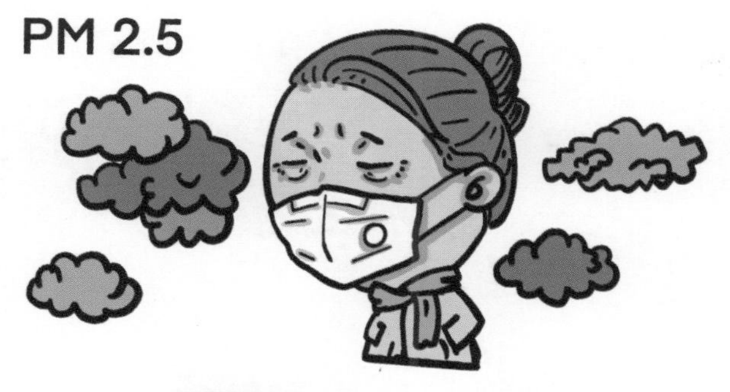

图5-18 环境污染也会致病

虽说我国膜性肾病的发病率逐渐升高是大趋势，但只要早诊断，及时给予患者中西医结合治疗，树立信心，就能战胜病魔。

参考文献

[1] Xu X, Wang G, Chen N, et al. Long-term exposure to air pollution and increased risk of membranous nephropathy in China[J]. J Am Soc Nephrol, 2016, 27(12): 3739-3746.

（张铭睿　顾皓雯）

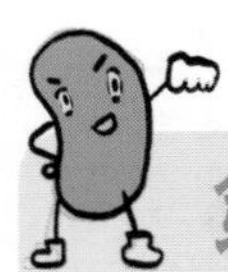

第九节 青年人膜性肾病的特别之处

根据既往年龄划分标准，40岁以下称为青年。

膜性肾病好发于中老年，在这一阶段，有大量蛋白尿时，可能有一半左右都是膜性肾病。青年人出现大量蛋白尿，一般做肾穿检查的结果多是微小病变性肾小球病、IgA肾病等，膜性肾病相对少见。但近年来膜性肾病的发病人群有年轻化的趋势。那么，青年人的膜性肾病与中老年人的膜性肾病有何不同之处呢？

在临床表现上，青年人的膜性肾病，肾功能的状况要好于老年人。所以，从评估肾功能的指标看，如肾小球滤过率，青年人会明显好一些。此外，青年膜性肾病患者合并有高血压和糖尿病的比例也较低(图5-19)。

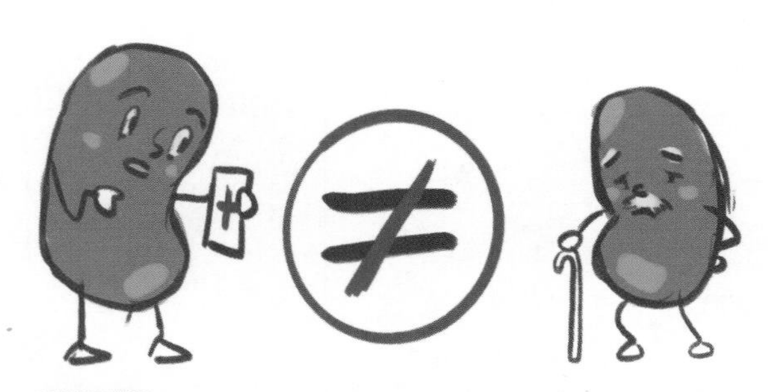

图5-19 不同年龄阶段的膜性肾病有一定的差异性

 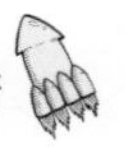

从病理表现看，青年膜性肾病患者的病理表现与老年患者相比，相对较轻。如肾小球硬化(非生理性球性硬化和节段性硬化)、肾小管病变(肾小管上皮细胞变性、基底膜增厚、肾小管萎缩)、肾间质病变(肾间质水肿、炎症细胞浸润、肾间质纤维化)及小血管病变的严重程度均低于老年患者。

老年患者病理表现偏重，究其原因，一方面是年龄增长导致肾脏结构改变，另一方面，有些老年患者同时还有高血压、高脂血症等情况，血压、血脂长期控制不良也可能促进了肾脏病理改变。

此外，也有研究发现，青年患者表现为“不典型膜性肾病”的比例要高于老年患者，对于“不典型膜性肾病”出现的原因，在临床上需要注意排查继发因素，如继发于乙肝。

从预后转归看，经过系统性治疗后，青年膜性肾病患者的缓解率要稍高于老年患者。而且，青年患者在治疗过程中发生不良反应(如感染)的总体比例也低于老年患者。

老年膜性肾病患者在诊治过程中，肾功能出现损伤、病情进展要比青年患者常见，也更容易进展到终末期肾病。

现在认为，年龄也是影响膜性肾病预后的独立危险因素(图5-20)。

当然，随着诊断水平的不断进步，新的治疗方案的推出，现在不管是青年人的膜性肾病，还是老年人的膜性肾病，都可以做到尽早诊断、尽早缓解。

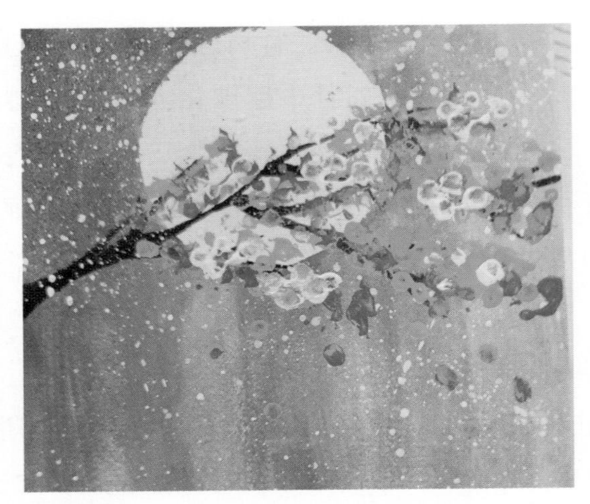

图5-20 对健康美好生活的向往是我们努力的目标

参考文献

[1] Xu X, Wang G, Chen N, et al. Long-term exposure to air pollution and increased risk of membranous nephropathy in China[J]. J Am Soc Nephrol. 2016, 27(12): 3739-3746.

[2] 高琛妮，徐静，胡晓帆，等. 青年特发性膜性肾病患者的临床病理特点与预后分析[J]. 中国中西医结合肾病杂志，2018，19(05): 395-398.

(张铭睿 左 琪)

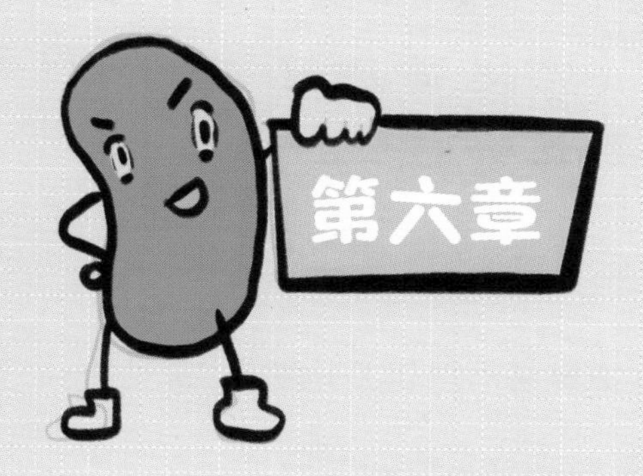

膜性肾病的并发症

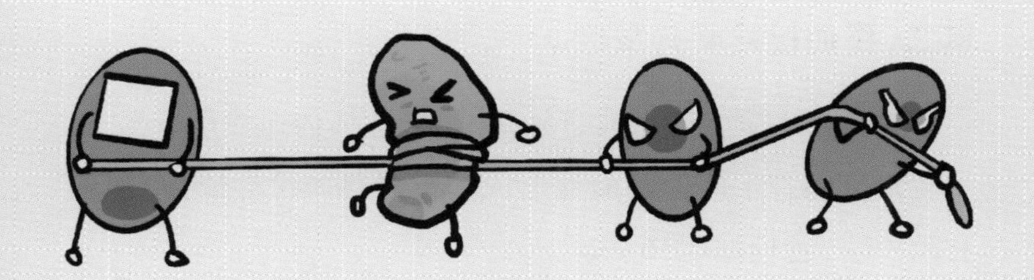

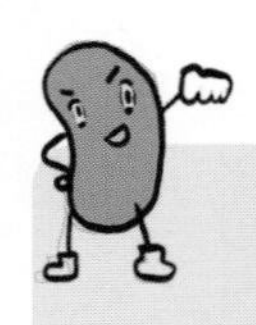

第一节 膜性肾病的四大并发症

膜性肾病在诊治过程中容易出现相关并发症，常见的有四种(图6-1)。

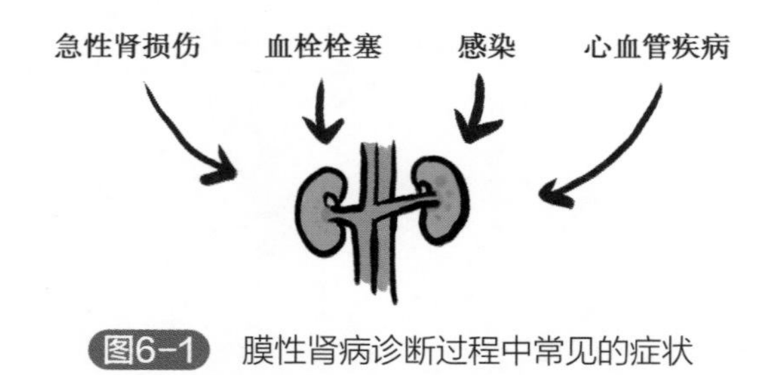

图6-1 膜性肾病诊断过程中常见的症状

其一，感染是最常见的并发症。

因为大量蛋白质从尿中丢失，又长期使用糖皮质激素、免疫抑制剂等药物，膜性肾病患者的免疫功能低下，容易并发感染，如上呼吸道感染、带状疱疹等。

其二，是血栓栓塞并发症。

膜性肾病患者的血液容易凝固，导致体内血栓形成。

常见的有下肢静脉血栓形成和肾静脉血栓形成，严重的有肺栓塞、脑栓塞(图6-2)。

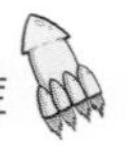

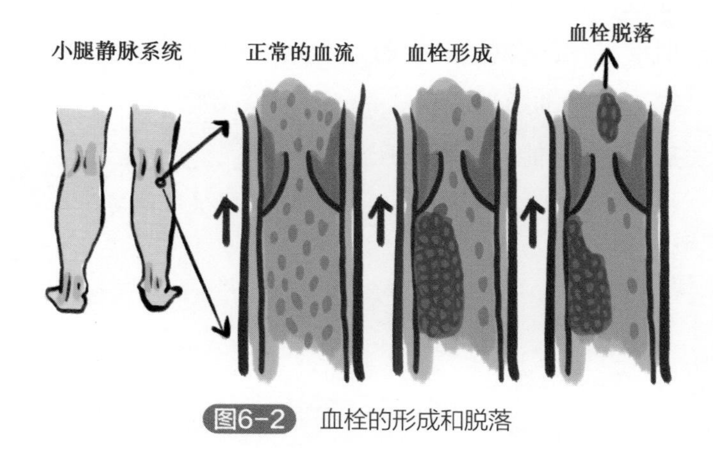

图6-2　血栓的形成和脱落

其三，是急性肾损伤。

急性肾损伤发生时，常表现为尿量减少、血肌酐的快速上升。

这是一种较严重的并发症，其发生可能与感染、饮食不当、乱用药物等多种因素有关。严重的急性肾损伤，需要血液透析。

如果能早发现、早处理，急性肾损伤是可以完全恢复的。

其四，是心脑血管事件。

在膜性肾病的早期阶段，由于凝血机制紊乱和血容量增加等因素，发生心脑血管疾病的风险更大，容易出现心衰、心肌梗死、中风等。

因此，诊断膜性肾病后，积极控制蛋白尿很重要，但预防并发症也同样重要。出现了并发症，轻则病情难以缓解，或病情加重复发，重则危及生命。

抗击病魔的道路漫长，一定要坚持治疗，日常注重预防并发症，就肯定能看到疾病痊愈的曙光。

（张铭睿　韩妙茹）

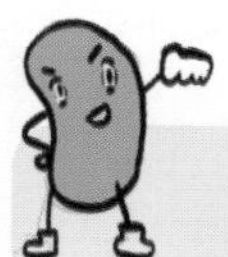

第二节　感染是大“地雷”

膜性肾病患者经过1~2年的治疗后，病情大多能缓解。

但在这段漫长的治疗路途中，也会触碰到各种“地雷”。这其中最大的一颗“地雷”就是感染。

呼吸道感染最常见。如出现感冒、咽痛、发热以及咳嗽、咳痰的情况，要及时前往医院诊治。感染严重时，要调整膜性肾病的治疗用药，如激素和免疫抑制剂，要停用或减量。同时，选择对病原菌有效，且没有肾毒性的药物进行抗感染治疗。

预防上，要保持居住环境的整洁、通风，不去人群密集、潮湿发霉之地，室外活动佩戴口罩，避免与感冒人群密切接触(图6-3)。

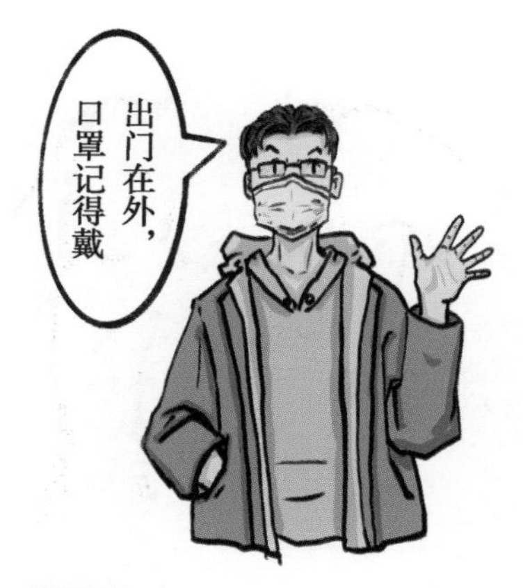

图6-3　出门在外，口罩记得戴

国外专家主张膜性肾病患者注射肺炎疫苗以避免肺部感染，但国内并没有普遍使用。

尿路感染也不少见。临床表现有尿频、尿急、尿痛、发热、腰痛等症状。

处理上要先行中段尿培养，然后可经验性用药，等尿培养有结果后再选择敏感药物进行针对性治疗，这样可以少走弯路。所以，患者不要随意自行用药，避免干扰尿培养结果，平时要注意做好外阴部位的清洁工作。

膜性肾病患者还容易出现“带状疱疹”。这时，皮肤出现红色密集水疱丘疹并伴有剧烈疼痛，多为“烧灼样”“刀割样”疼痛。

带状疱疹属于病毒感染(图6-4)，免疫力低下时极易出现，一旦出现就要尽早抗病毒治疗，同时，也要调整膜性肾病的治疗方案。

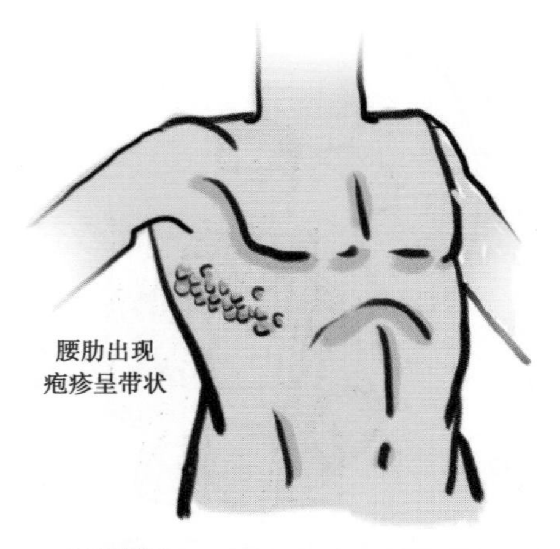

图6-4 带状疱疹属于病毒感染

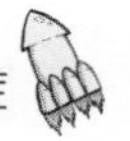

此外，膜性肾病水肿严重时皮肤容易破损；而且长期激素治疗后，皮肤会变得很纤薄。所以，皮肤也容易出现蜂窝织炎，局部有红肿疼痛。故平时在擦洗皮肤时要轻柔，发现有皮损就要进行有效的消毒护理。对于严重水肿、有皮疹者，不建议针灸治疗。

还有一些其他感染比较隐蔽，如结核感染、颅内感染、口腔感染等，这就需要医患双方共同注意，及时筛查。

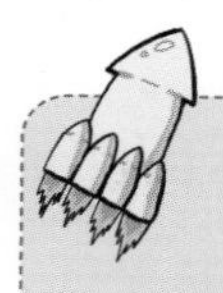

小知识点

感染易发的原因，主要有两方面。

·一方面是大量蛋白质从尿中丢失，自身免疫力下降。

·另一方面是膜性肾病的特异性治疗，如长期激素和免疫抑制剂的使用，虽能控制病情，但也抑制了人体正常的免疫反应。

感染发生时，膜性肾病的病情容易加重或复发。严重感染时，肾病治疗要按下暂停键，改为积极抗感染处理。

膜性肾病的整个诊疗要稳扎稳打，避免触碰到感染这颗大“地雷”，引发爆炸。中西医结合治疗膜性肾病，是比较好的决策。

（郑佳旋　黄敏均）

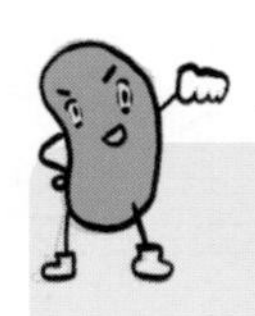

第三节　膜性肾病容易血栓栓塞

皮肤被利器划伤后会出血，血液会慢慢凝固形成血痂，出血停止，这是体内的凝血机制起了作用。

人体的血液要在血管内不停地流动到全身各处，任何时候、任何部位都不能出现血液凝固，这是体内的抗凝机制(也称纤溶机制)起了作用。

可见，机体的凝血和抗凝两个系统要保持动态平衡。若这种平衡被打破，则要么出血不止，要么血栓栓塞。

膜性肾病容易出现血栓栓塞(图6-5)，有以下几种原因。

其一，促凝-抗凝物质比例异常，抗凝系统失衡，无法调控凝血过程，血液呈高凝状态。

其二，纤溶-抗纤溶异常，影响体内纤溶的过程。

其三，血小板活化及聚集的异常，常出现血小板(PLT)计数增加、血小板聚集增加，刺激血小板的活化与聚集。

其四，低白蛋白血症致体液滞留于组织间隙，加之使用利尿剂导致血管内容量减少、血液浓缩、血液黏度增加，促进了血栓形成。当血清白蛋白水平低于28g/L时，静脉血栓栓塞(VTE)发生的风险开始增加，血清白蛋白每降低10g/L，VTE风险就增加2.13倍。

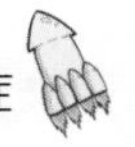

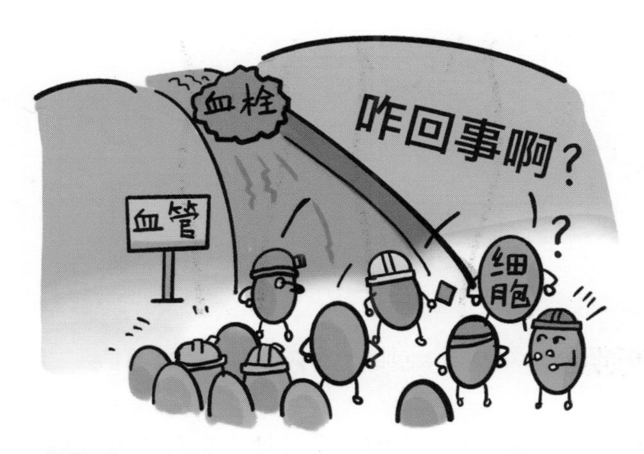

图6-5 血栓栓塞影响体内营养输送、加重肾病进展

研究表明，膜性肾病出现静脉血栓栓塞的概率为36%。

深静脉血栓发生，以下肢静脉血栓形成和肾静脉血栓形成最常见，也是造成膜性肾病病情迁延的重要原因之一。

下肢静脉血栓形成急性期主要表现为突发性单侧肢体肿胀(图6-6)，以左下肢最常见，伴有疼痛、瘀斑、活动受限等，甚至出现皮肤溃烂。

肾静脉血栓形成急性期主要表现为剧烈的腰肋痛和腹痛、肋脊角明显压痛、肾区叩击痛、白细胞升高、血尿、肾功能急剧下降；时伴有发热、寒战。

但临床上大多数深静脉血栓是慢性的，患者不一定有上述急性期的表现，如果下肢有明显的不对称肿胀，要考虑血栓形成。

如果膜性肾病的治疗效果不佳，也要考虑是否有血栓栓塞因素。

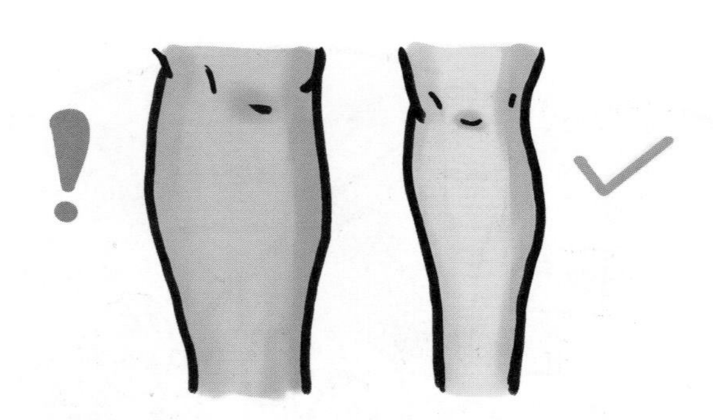

图6-6 下肢不对称肿胀，是下肢静脉血栓形成的典型表现

在膜性肾病诊治过程中，要时刻注意有无血栓栓塞危险，重点关注凝血功能、D-二聚体变化，必要时行下肢动静脉彩超和肾动静脉彩超。

重视和预防第一，发生问题后再处理总是有点被动。

参考文献

[1] Kerlin B A, Ayoob R, Smoyer W E. Epidemiology and pathophysiology of nephrotic syndrome-associated thromboembolic disease[J]. Clin J Am Soc Nephrol, 2012, 7(3): 513-520.

[2] Eneman B, Levtchenko E, van den Heuvel B, et al. Platelet abnormalities in nephrotic syndrome[J]. Pediatr Nephrol, 2016, 31(8): 1267-1279.

[3] Lionaki S, Derebail V K, Hogan S L, et al. Venous thromboembolism in patients with membranous nephropathy[J]. Clin J Am Soc Nephrol, 2012, 7(1): 43-51.

（袁 怡　袁卓杰）

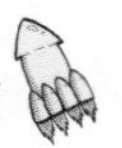

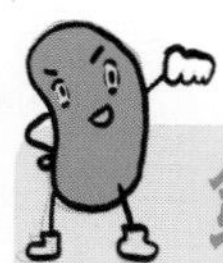

第四节　膜性肾病也会出现急性肾损伤

一般来说，特发性膜性肾病的病情进展慢，缓解也慢。

也有少数膜性肾病会出现肾功能短时间内急剧下降，也就是所谓的急性肾损伤。研究表明，表现为肾病综合征的膜性肾病患者发生急性肾损伤的概率为17.6%。

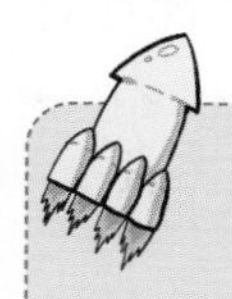

小知识点

急性肾损伤，是指48h内血肌酐上升≥0.3mg/dL(26.5μmol/L)或较原先水平增高50%和/或尿量＜0.5ml/(kg·h)，时间大于6h(排除梗阻性肾病或脱水状态)。

急性肾损伤的典型症状包括：

- 排尿明显减少或完全不排尿
- 尿中带血或尿液呈现红棕色
- 水肿，尤其是双足和颜面部
- 呕吐或食欲不振
- 容易疲倦乏力

膜性肾病发生急性肾损伤的缘由是什么呢(图6-7)？

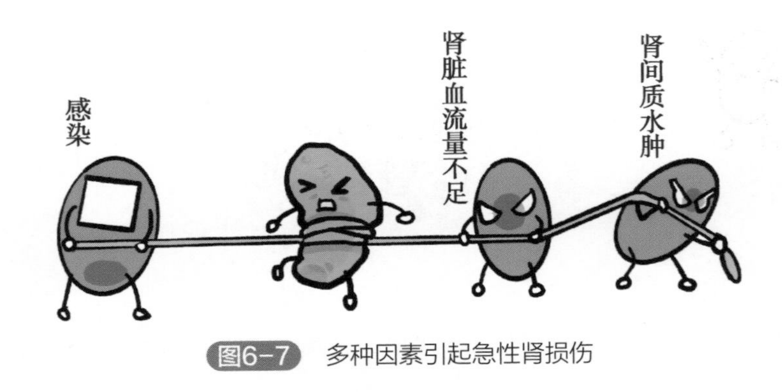

图6-7 多种因素引起急性肾损伤

第一，感染会增加急性肾损伤概率

膜性肾病患者白蛋白会大量流失，这其中就包括许多具有免疫功能的球蛋白，导致人体免疫功能下降，再加上患者多使用免疫抑制剂治疗，感染风险显著增加，而感染反过来会导致膜性肾病病情加重。

第二，肾脏血流量不足会增加急性肾损伤概率

由于白蛋白的大量流失，血清白蛋白降低，进而引起有效循环血量的减少，导致肾灌注压下降，增加急性肾损伤的概率。简单来说，就是肾脏血液供给不足，进而导致肾损伤；如果加上水肿、不合理使用利尿药等原因，更会致使肾脏血流量不足。

第三，肾小管间质水肿会增加急性肾损伤概率

肾组织水肿，尤其是肾间质水肿，肾的排泄功能受损，会

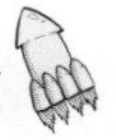

引起少尿、肌酐升高等。

此外，因尿蛋白排泄增加，在肾小管容易形成蛋白管型，堵塞管道，进而也会引起肾损伤。

当然，肾损伤的原因还有恶性高血压等因素，平时应密切监测血压波动情况。

中医一直强调"不治已病治未病"，表明了"治未病"的重要性。

"治未病"又包含两个方面，一是未病先防，二是已病防变。

膜性肾病必须要做好"已病防变"。

参考文献

[1] 周燕琳，杜晓刚. 成人原发肾病综合征并发急性肾损伤危险因素分析[J]. 中国医学科学院学报，2020，42(04)：436-443.

[2] James M T，Hemmelgarn B R，Wiebe N，et al. Glomerular filtration rate，proteinuria，and the incidence and consequences of acute kidney injury：a cohort study[J]. Lancet，2010，376(9758)：2096-2103.

（袁卓杰　李　苹）

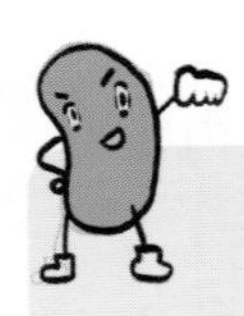

第五节 膜性肾病出现心血管疾病

中医的特色在于整体观念，认为五脏相关，心肾相济。

西医学也发现心脏病和肾脏病关系紧密(图6-8)，临床称“心肾综合征”。

众多研究提示，心血管疾病是导致大多数慢性肾脏病患者死亡的主要原因。

膜性肾病也不例外。一项针对2001—2018年间肾脏活检确诊的1107例膜性肾病患者的研究提示，膜性肾病合并心血管疾病的比例占到7.7%，是发生心血管疾病的独立危险因素。

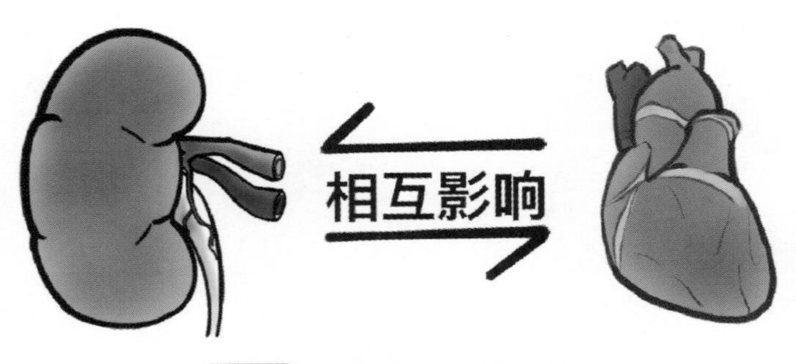

图6-8 膜性肾病和心血管疾病

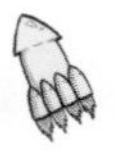

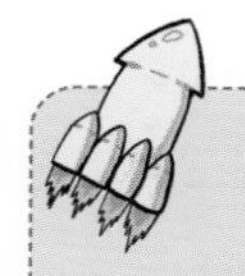

小知识点

膜性肾病常合并的心血管疾病有：

- 冠状动脉粥样硬化性心脏病
- 下肢静脉血栓形成
- 急、慢性心力衰竭
- 高血压

为什么肾脏有问题了，心血管也容易出事？

其一，低白蛋白血症致使血液黏稠度增加。膜性肾病患者体内大量蛋白质从尿中丢失后，血液中白蛋白降低，血液高凝，血液黏稠度增加，血液循环缓慢不畅，易形成血栓。

其二，肝脏合成失调导致血脂过高。低白蛋白血症后，肝脏能感受到求救信号，就加班加点以加强蛋白质的合成。不过在合成白蛋白的同时，也合成了大量的身体本不需要的脂蛋白，造成高脂血症，血脂的增加也明显导致了心血管疾病风险增加(图6-9)。

其三，合并其他基础疾病的高龄患者居多。膜性肾病好发于中老年群体。这些患者中，有些已经有了“三高”(高血压、高血糖、高血脂)和心脑血管基础疾病，再有了膜性肾病后，更是雪上加霜。

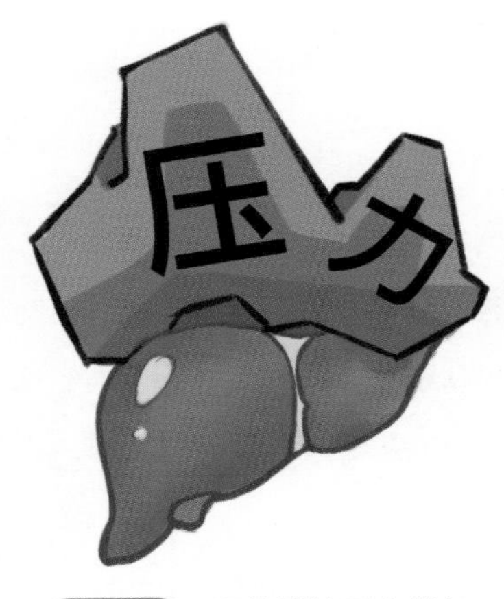

图6-9 肝代谢的压力增加

其四，激素类药物长期治疗，增加了血栓栓塞、动脉硬化的风险。

其五，膜性肾病出现肾功能下降，导致毒素积累和水液负荷过重，也会损伤心肌细胞和血管内皮细胞，从而增加急性心血管事件和慢性心力衰竭的风险。

所以，不能只关心肾病，预防心血管疾病也很重要。

参考文献

[1] 谢志勇. 膜性肾病流行病学及自身抗体与疾病预后的临床队列研究[D]. 南方医科大学，2019.

[2] Paul L.Kimmel，Mark E.Rosenberg. 慢性肾脏病[M]. 庄守纲，译. 北京：人民卫生出版社，2018.

(顾皓雯 谢雪英)

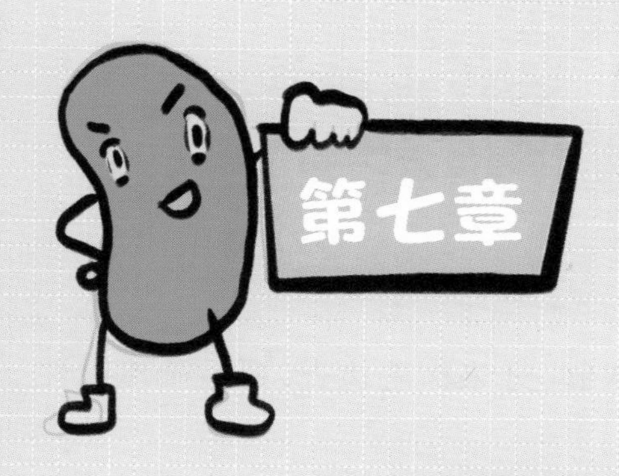

膜性肾病的对症支持治疗

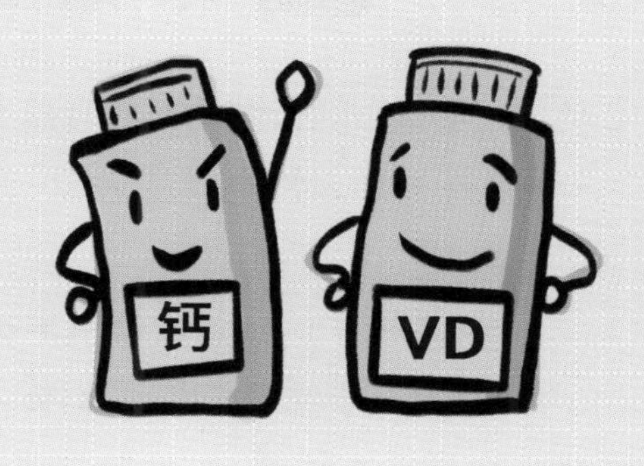

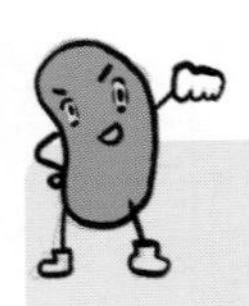

第一节　治疗水肿是治标不治本

很多患者是先发现水肿，才来医院检查，最后确诊膜性肾病的。

膜性肾病的水肿，轻则下肢肿胀，严重时颜面全身皆肿，更甚者会出现行走困难、胸闷气促、难以平卧(图 7-1)。

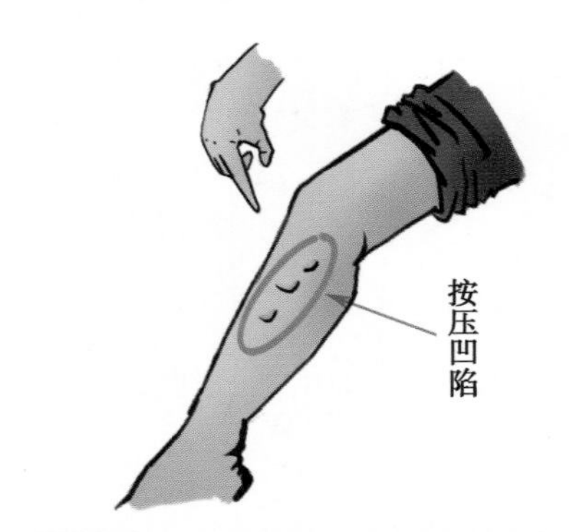

图7-1　水肿常为膜性肾病的首发症状

如何减轻水肿，成为摆在台面上的第一个难题。

但要知道，水肿只是表象，根源却是白蛋白的漏出(图 7-2)。

人体血液中的白蛋白是精华物质，当肾脏出现问题时，白蛋白就会从小便中漏出，我们称为“蛋白尿”。

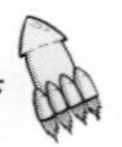

临床生化监测报告

检验项目	结果	单位	参考值/区间	检验方法
亮氨酸氨基肽酶（LAP）	20	U/L	20-60	比色法
腺苷脱氨酶（ADA）	9.5	U/L	4.0-22.0	速率法
前白蛋白（PA）	181↓	mg/L	200-430	免疫透射比浊法
谷丙转氨酶（ALT）	<5↓	U/L	9-50	速率法
谷草转氨酶（AST）	12↓	U/L	15-40	速率法
总蛋白（TP）	61.6↓	g/L	65-85	双缩脲法
白蛋白（ALB）	36.1↓	g/L	40.0-55.0	溴甲酚绿法
球蛋白（GLB）	25.5	g/L	20-40	计算法
ALB/GLB	1.4		1.2-2.4	计算法
尿素(Urea)	10.60↑	mmol/L	3.60-9.50	酶偶联速率法
肌酐（Cr）	763↑	μmol/L	57-111	酶法
尿酸（UA）	355	μmol/L	208-428	尿酸酶-过氧化物酶
葡萄糖（GL）	4.40	mmol/L	3.9-6.1	己糖激酶法

图7-2 低白蛋白血症的化验单

注：这是一名男性膜性肾病患者的血液生化检查报告单，白蛋白36.1g/L(正常要在40g/L以上)，据此推测，其可能有白蛋白漏出。

蛋白尿漏得越多，体内的白蛋白就越低。通俗点讲，白蛋白可以管住水，能约束水分，紧紧地把水拉住，让水分不要乱跑，留在血管中。当血液中的白蛋白太低时，水分就失去了约束，水往低处流，所以，下肢先见水肿。

这样，在治疗上的首要目标应该是减少白蛋白从尿中漏出。

水肿的处理，只是一种对症处理，是“治标不治本”的方法。

当然，严重的水肿影响了日常生活，还是要处理的。

水肿的治疗原则：控制上游的来水，加强下游的排水。

上游的来水，包括平时喝的水、汤、牛奶、粥、中药煎剂等一切液体，要严格控制每天的总摄入量。同时，很关键的一点是饮食要低盐。

加强下游的排水，就是利尿治疗。小便多了，水有出路，水肿可退。这时，通常使用一些利尿剂，常用的有呋塞米(速尿)、托拉塞米等药物，可以口服，也可以静脉滴注。若低白蛋白血症很严重，可先用白蛋白静脉滴注后，再静脉注射利尿剂，利尿效果会比较好。非常严重的水肿，有时会采用透析方式来进行脱水。

轻度水肿，建议采用中医药治疗，常用处方有五苓散、五皮饮等，常用药物有白术、茯苓、薏苡仁、车前子等渗水利湿之品(图7-3)。

再次提醒各位，不要轻信偏方秘方。

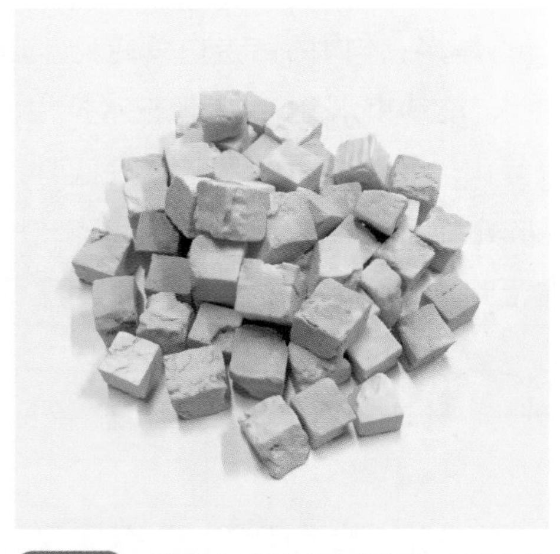

图7-3 茯苓在《神农本草经》中属上品

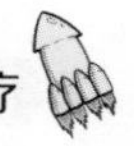

利尿排水要适度，缓慢退肿，方为上策。

建议每天体重减轻1斤(500g)左右最理想。

利尿剂的大量、长期使用，容易产生副作用，如电解质紊乱、血栓形成等。

总之要明白：如果不能减少白蛋白的漏出，水肿肯定反反复复。

(张铭睿　张清华)

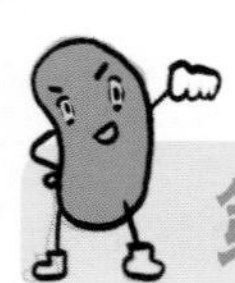

第二节 降压是治疗的基础

有研究提示，在膜性肾病患者进行肾脏活检时，大约30%~50%的患者合并有高血压，这其中有部分是在患膜性肾病之前就有了高血压的，还有一部分是得了膜性肾病后才出现的血压升高(图7-4)。

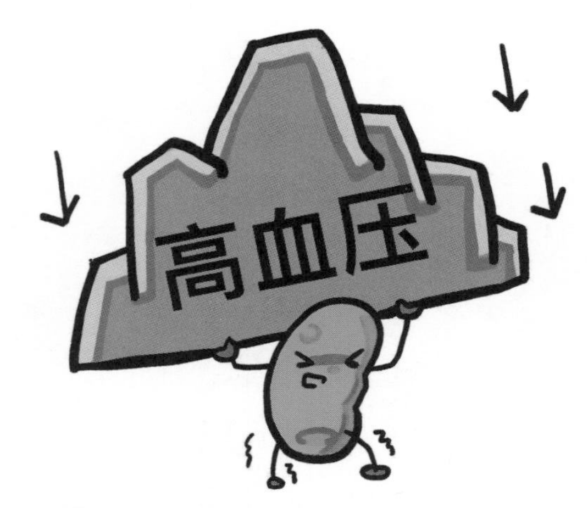

图7-4 高血压就像压在肾病患者身上的一座大山

高血压和肾病相互加重伤害。

对于肾病而言，降压是治疗的基础，膜性肾病也需如此(图7-5)。

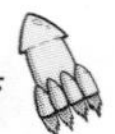

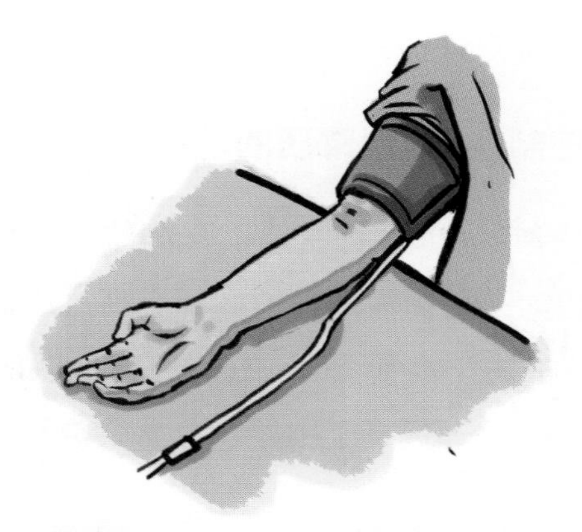

图7-5　肾病患者一定要重视血压的监测

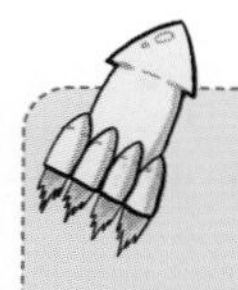

小知识点

·在未服用降压药的情况下，非同日血压测试3次，如果收缩压大于130mmHg，或者舒张压大于80mmHg，就可以诊断为高血压。

·每一位居民都应当具有定期监测血压的意识，不能完全依赖医生或护士。

·对于高血压患者而言，每日仅仅监测一次血压是不够的。

·同日不同时间段监测血压，有利于医生更好地调整降压方案。

·要重视夜间血压的监测。

·正常人双侧血压可以不一致，差别在5~10mmHg。

·如果出现双侧血压差较大，要及时就诊，谨防动脉堵塞。

控制血压的关键：

其一，先要控制盐，这是降压的前提。

高盐是危害生命的“秘密杀手”，高盐饮食是导致高血压的重要危险因素。我国大部分地区都有高盐饮食习惯，泡菜、咸菜、腌肉等都属于高盐食品，有些北方地区的平均摄盐量可高达每日30g，这远远高于中国营养学会推荐的6g/d(1瓶盖)水平。

低盐饮食是必须要做好的一件事。

其二，要养成良好的生活习惯。

紧张、焦虑、睡眠不好时，血压容易波动，长期如此就易患高血压。

另外，肥胖也是血压升高的危险因素。

生活中，要学会放松，学会适当放下，避免过度疲劳，避免熬夜，注意自我身心健康。同时，坚持锻炼，保持理想体重。

其三，积极应用降压药治疗。

部分患者对降压药存在抵触心理，认为一旦服用降压药物，就会出现依赖，停不了药。其实这种想法不正确，确实大部分患者需要长期或者终身服药，但是这样规律服药，血压能达标，好处远远多于坏处。

而且目前大部分降压药安全性高，副作用小，服用方便。

更有部分降压药还具有降低蛋白尿、保护肾单位的功效。

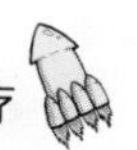

要知道，治疗肾病时，控制好血压是基础。

基础牢了，才不会地动山摇。

参考文献

[1] Couser G. Primary membranous nephropathy[J]. Clin J Am Soc Nephrol, 2017, 12(6): 983-997.

[2] Zhu P, Zhou F D, Wand S X, et al. Increasing frequency of idiopathic membranous nephropathy in primary glomerular disease: a 10-year renal biopsy study from a single Chinese nephrology centre[J]. Nephrology(Carlton), 2015, 20(8): 560-566.

（袁卓杰）

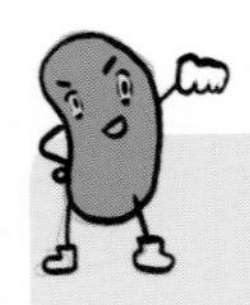

第三节 有些降压药能降尿蛋白

许多膜性肾病患者经常向医生提出这样的问题：

“我的血压不高啊，为什么要吃这些降压药呢？”

其实，这是因为这些降压药可以降低尿蛋白(图 7-6)。

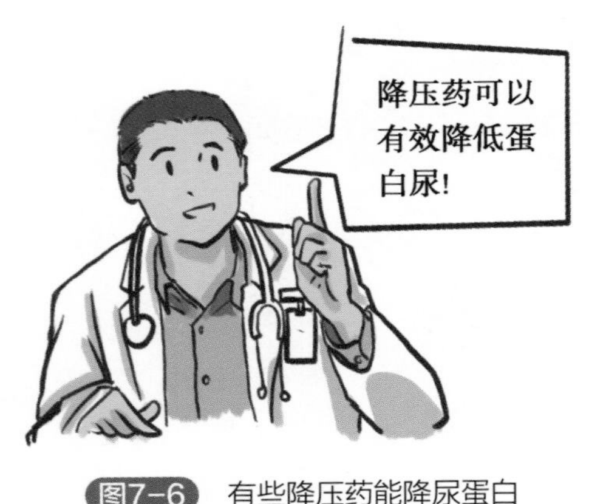

图7-6 有些降压药能降尿蛋白

提到降低尿蛋白，膜性肾病患者的第一反应是要用到激素和免疫抑制剂，这类药物降低尿蛋白的效果虽明显，但通常也伴随着较多的副作用，适用于大量蛋白尿和/或肾功能损害的患者。

对于少量蛋白尿、肾功能稳定的膜性肾病患者，一般不

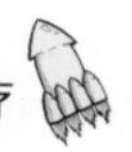

启动激素和免疫抑制剂治疗，仅给予基础治疗，合理加用中药干预，同时加强指标监测，可耐心等待病情慢慢缓解。

所谓基础治疗，有两大类药物经常用到。

一类是降血压药物中的ACEI/ARB类药物。

另一类是降糖药中的SGLT-2抑制剂，药品名通常以"列净"结尾。

它们的本职工作原是治疗高血压或糖尿病的，深入研究发现，这两类药物在降低尿蛋白方面也有着独特的疗效。这相当于又是"学霸"又是"体霸"，妥妥"老师"眼中的"优等学生"。

本篇先介绍一下ACEI/ARB类药物(图7-7)。

ACEI类药物的大名是血管紧张素转化酶抑制剂，这类药物的中文名称大多以"普利"结尾，如贝那普利、依那普利、培哚普利、福辛普利等。

ARB类药物全名是血管紧张素Ⅱ受体拮抗剂，中文名称大多以"沙坦"结尾，如缬沙坦、氯沙坦、厄贝沙坦等。

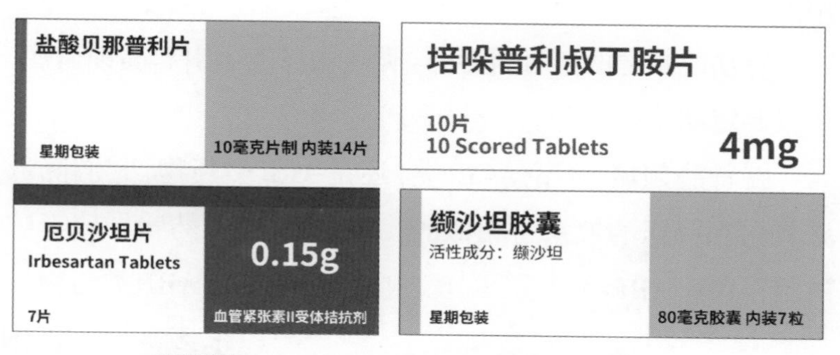

图7-7　一些临床常用的ACEI或ARB类药物

ACEI/ARB类药物均属于肾素-血管紧张素-醛固酮系统(RAAS)拮抗剂。肾病患者，RAAS系统容易被激活，导致血压升高。ACEI/ARB类药物正好能抑制这个系统的激活，起到稳定、强大的降压作用。

同时ACEI/ARB类药物还能改善肾脏局部的“三高”状态，即改善肾小球的高滤过、高压力和高通透性，如此大大减轻了肾脏的负担，肾脏内部压力得以舒缓，蛋白的漏出也就明显减少，起到了有效保护肾功能的作用。

这类药物又能降压，又能降尿蛋白，现已成为肾病患者的一线必备用药。

此处重点强调：即使对于血压正常的蛋白尿患者，也是可以，而且也很有必要使用这类药物的。

使用这类药物，需要注意几点：

如果用来降尿蛋白的话，ACEI/ARB类药物的用量要“翻倍”，也就是说剂量要加大，降尿蛋白的作用才好。当然，使用中出现低血压，并有头晕等症状，那就只能减量使用或不用了。

肾功能减退的患者，使用这类药物可能会引起高钾血症，所以要定期检查血钾。

在肾病领域，不论ACEI类，还是ARB类药物，它们降低尿蛋白和降压的效果是相似的。只是ACEI类药物导致干咳的副作用比ARB类稍多见，现国内常用的还是ARB类药物。

（张铭睿　袁卓杰）

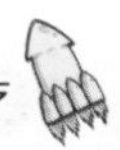

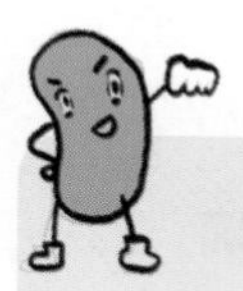

第四节　有些降糖药也能降尿蛋白

有一类降糖药物，称为SGLT-2抑制剂，常见的有达格列净、恩格列净、卡格列净等。这些药物通常以“列净”结尾，顾名思义就是要净化血液中的葡萄糖。现研究发现，它们在降低尿蛋白方面也有明显的疗效。

所以，现在肾病科医生也经常拿降糖药来降尿蛋白(图7-8)。

达格列净片
Dapagliflozin Tablets

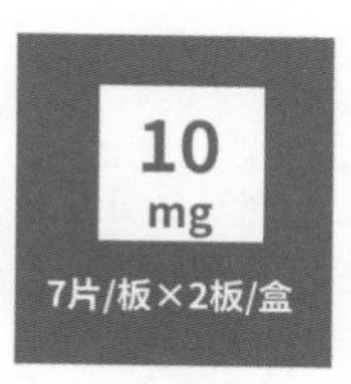

图7-8　这类降糖药也能降尿蛋白

人体肾脏有排泄和吸收两大功能，既能排出代谢废物，同时也把人体所需的营养物质(比如葡萄糖)重新吸收回血液。

糖尿病患者血液中的葡萄糖含量太高，要控制血糖，就要减少葡萄糖的重吸收。SGLT-2抑制剂可抑制肾脏对葡萄糖的重吸收，使血液中过量的葡萄糖从尿液中排出，从而达到降低血糖的目的。

近年来的一系列大型临床试验(例如DAPA-CKD试验等)

发现，这类降糖药拥有降低血糖、保护肾脏和保护心脏的三重效果。

它们也有降尿蛋白的作用，但机制尚不完全明确。有一些基础试验表明，“列净”类降糖药能通过多条路径，包括缓解肾脏炎症、逆转肾纤维化来降低尿蛋白，保护肾脏。

因此，现在“列净”这类降糖药就被肾病科医生拿来降尿蛋白了，不论是否有糖尿病或糖尿病肾病，只要有蛋白尿，像膜性肾病、IgA肾病等都可以使用。

服用“列净”类药物后，尿液中的葡萄糖会增多，因此尿常规检查中的尿葡萄糖一项会呈阳性，因此患者看到这种尿检结果不必感到惊慌，这是服药后的正常反应，并不是糖尿病的前兆(图7-9)。

尿常规

检验项目	结果	单位	参考值/区间	检验项目	结果	单位	参考值
尿液颜色	淡黄色		淡黄色或黄色	尿白细胞[镜检]	阴性(-)	/HP	0-5
尿透明度	清		清晰	尿红细胞[镜检]	1+↑	/HP	0-3
尿比重	1.014		1.003-1.030	尿透明管型[镜检]	阴性(-)	/LP	阴性（-）
尿酸碱度(干化学)	5.0		4.5-8	尿病理管型[镜检]	阴性(-)	/LP	阴性（-）
尿白细胞酯酶(干化学)	阴性（-）		阴性（-）	上皮细胞[镜检]	阴性(-)	/HP	阴性（-）
尿隐血（干化学）	1+↑		阴性（-）	小圆上皮细胞[镜检]	阴性(-)	/HP	阴性（-）
尿蛋白质（干化学）	2+↑		阴性（-）	结晶[镜检]	阴性(-)	/HP	阴性（-）
尿葡萄糖（干化学）	4+↑		阴性（-）	真菌[镜检]	阴性(-)	/HP	阴性（-）
尿亚硝酸盐（干化学）	阴性（-）		阴性（-）				
尿酮体（干化学）	阴性（-）		阴性（-）				
尿胆原（干化学）	阴性（-）		阴性（-）或±				
尿胆红素（干化学）	阴性（-）		阴性（-）				

图7-9 尿常规检查中突然出现尿葡萄糖4个加号，这是服药后的正常反应

这类药物的不利之处：由于尿液的含糖量增加了，为尿道中的病菌提供了养分，因此服用“列净”类药物的患者可

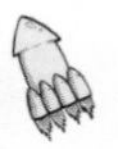

能出现尿路感染，产生尿频、尿急、尿痛等症状，这时一定要及时就医。

此外，患者在使用这类药物的过程中也要注意低血糖反应。

综上可知，膜性肾病患者如果有蛋白尿，肾功能也挺好，是可以放心使用这类降糖药的。

如果同时有血糖偏高、体重偏大，那使用这类药物就更是一举两得了。

如果恰巧膜性肾病患者不仅血糖高，心脏功能也不太好，那么这类SGLT-2抑制剂如达格列净、恩格列净、卡格列净等，就可以起到降低血糖、保护肾脏、保护心血管的三重作用，可谓是“一箭三雕”。

参考文献

[1] Tuttle K R. Forecasting therapeutic responses by albuminuria and eGFR slope during the DAPA-CKD trial[J]. Lancet Diabetes Endocrinol, 2021, 9(11): 727-728.

[2] Heerspink H J, Desai M, Jardine M, et al. Canagliflozin slows progression of renal function decline independently of glycemic effects[J]. J Am Soc Nephrol, 2017, 28(1): 368-375.

[3] McGuire D K, Shih W J, Cosentino F, et al. Association of SGLT2 inhibitors with cardiovascular and kidney outcomes in patients with type 2 diabetes: a Meta-analysis[J]. JAMA Cardiol, 2021, 6(2): 148-158.

[4] Perkovic V, Jardine M J, Neal B, et al. Canagliflozin and renal outcomes in type 2 diabetes and nephropathy[J]. N Engl J Med, 2019, 380(24): 2295-2306.

（张铭睿　吉春兰）

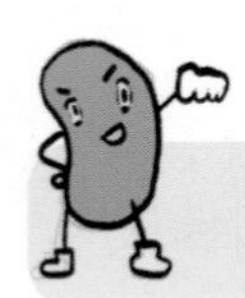

第五节 预防抗凝有必要

膜性肾病患者因为白蛋白漏出过多，导致抗凝-促凝机制、血小板聚集功能等紊乱，体内容易出现血栓形成，特别是深静脉血栓。

所以，针对膜性肾病患者，抗凝(抗血栓形成)确实很有必要。

但是抗凝治疗也有风险。比如患者若有消化性溃疡等潜在疾病，使用抗凝药物后，有可能导致胃肠道出血不止。

所以，要先对患者进行甄别。对血栓形成风险较高的患者，该使用抗凝药物就要使用。而对于出血风险较高的患者，就应避免使用(图7-10)。

一般对初次就诊的膜性肾病患者，要检查凝血功能，包括凝血酶原时间(PT)、活化部分凝血活酶时间(APTT)、凝血酶时间(TT)、纤维蛋白原(FIB)、纤维蛋白(原)降解产物(FDP)、D-二聚体(D-D)等，提示有凝血功能亢进的，就要及时预防性使用抗凝药物。

另外，膜性肾病患者血清白蛋白水平越低，血栓形成风险就越高。所以，也可根据患者的血清白蛋白水平来评估、判断是否用药(图7-11)。

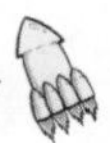

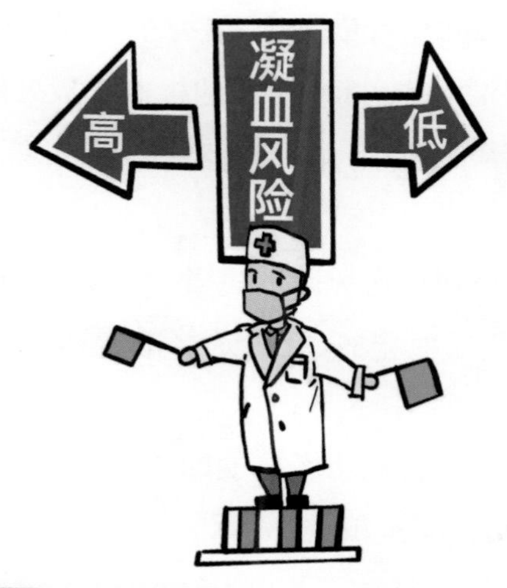

图7-10　抗凝治疗要先甄别血栓形成的高危患者

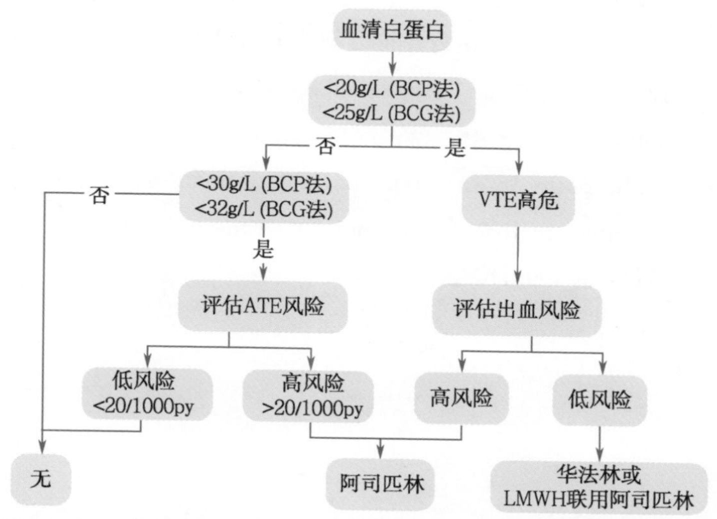

注：BCP法：溴甲酚紫法；BCG法：溴甲酚绿法；ATE：动脉血栓栓塞症；VTE：静脉血栓栓塞症；LMWH：低分子肝素；py：患者年

图7-11　根据膜性肾病患者血清白蛋白水平进行预防性抗凝治疗的流程图

常用的抗凝药物有华法林、低分子量肝素、利伐沙班、达比加群酯等；用于预防动脉血栓的抗血小板聚集药物有阿司匹林、氯吡格雷等。使用中，要时时关注有无皮下出血、尿血、便血等情况。

对一些有潜在出血风险的患者，应用中医药治疗就很有优势，可以使用活血止血、化瘀通络的药物，比如三七、茜草炭、大黄炭等。

所以针对膜性肾病患者抗凝的完整表述应该是：预防抗凝有必要，谨慎抗凝也很重要。

参考文献

[1] 李晓敏，王桂花，邵华，等. 对2020年版KDIGO指南草案中关于膜性肾病患者预防性抗凝策略的看法和思考[J]. 中华肾脏病杂志，2021，37(10)：785-788.

[2] Bellomo R, Wood C, Wagner I, et al. Idiopathic membranous nephropathy in an Australian population: the incidence of thromboembolism and its impact on the natural history[J]. Nephron, 1993, 63(2): 240-241.

（袁卓杰）

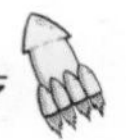

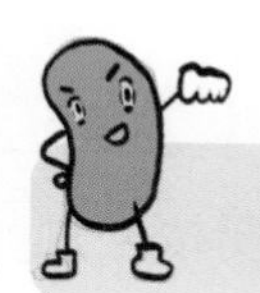

第六节　适当补钙恰恰好

人体血液中大约有45%的钙是与白蛋白相结合而存在的。膜性肾病患者丢失大量白蛋白后，这部分钙也随之丢失。

此外，钙进入人体后并不能直接被吸收，它要在维生素D的帮助下才能有效吸收，肾功能异常时会导致维生素D的活化异常，这样就会影响钙的吸收(图7-12)。

若再使用糖皮质激素，激素也有致使骨钙丢失的副作用，可导致骨质疏松，甚至股骨头坏死。

简单一点说，膜性肾病患者钙丢失得多，生成得少。

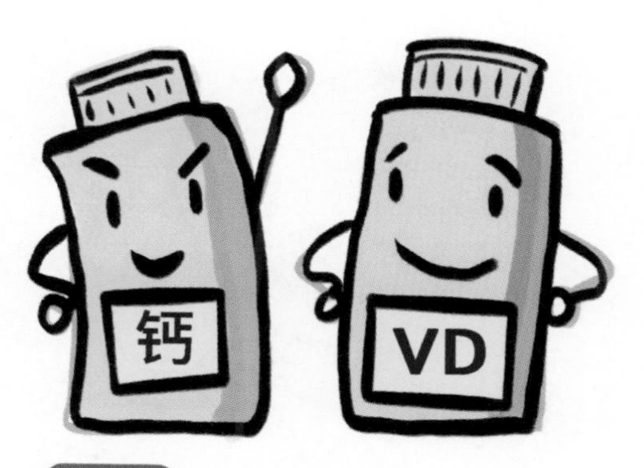

图7-12　钙片和维生素D是“好兄弟”

故治疗肾病时也要适当补钙，合理补钙有三个建议：

首先食补，动物类食品如各种奶制品、肉类食品含钙量较高；其次豆类产品也不错，如黄豆、黑豆、豆腐等；另外，有些蔬菜含钙量也较高，如黑木耳、油菜、芥菜等。

其次药补，一般选用碳酸钙和维生素D制剂，要按常规剂量服用，并不是多多益善。长期不合理补钙容易引起心血管钙化。

最后靠晒太阳补，患者平时适当运动、适当晒晒太阳，有助于体内活性维生素D的转化，促进钙的吸收和利用。

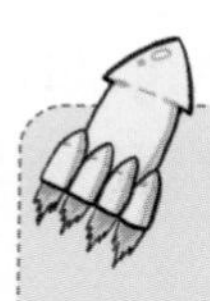

小知识点

· 阿托伐他汀钙片、瑞舒伐他汀钙片等“他汀”类药物，虽写的是钙片，但不是用来补钙的。它们是用来降血脂的，在临床使用很广泛，不要混淆了。

（韩妙茹）

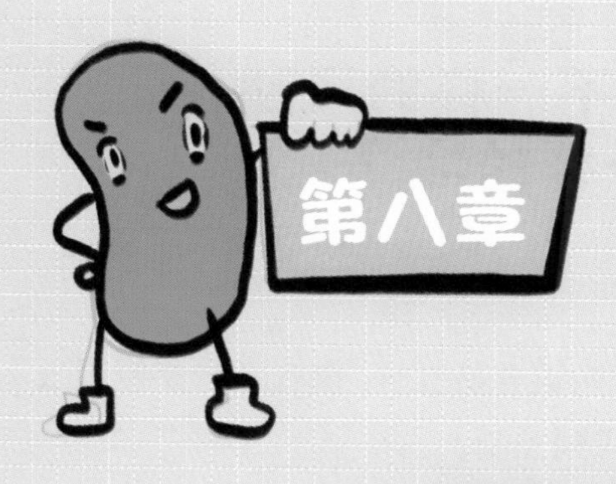

膜性肾病的免疫抑制治疗

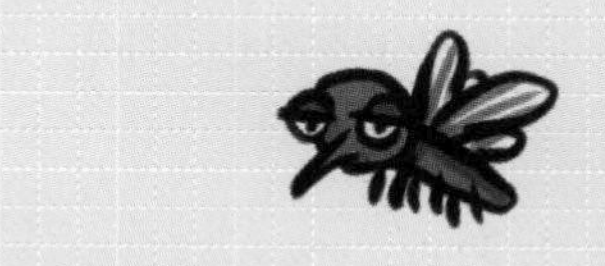

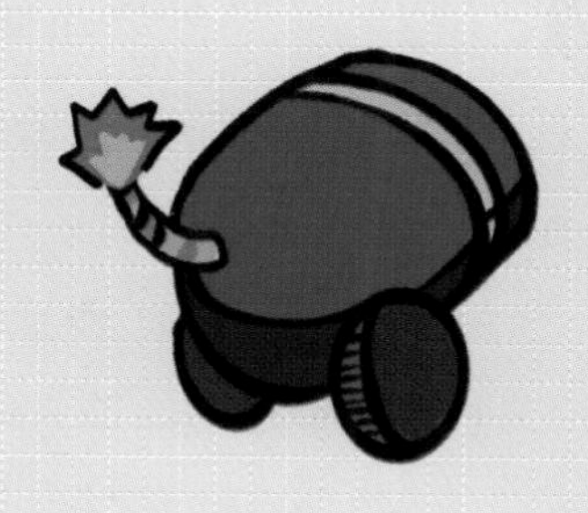

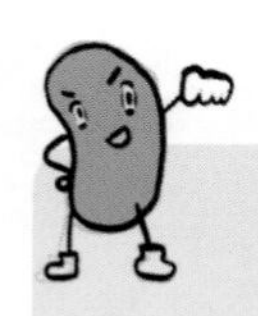

第一节 不一样的风险，不一样的治疗

为什么有一些膜性肾病很容易缓解，也有一些要使用激素和环磷酰胺，病情才能得到控制？

为什么有些患者可以长期门诊治疗，有些却要反复住院？

同是一种病，处理上为什么有这么大的差别？

这就是膜性肾病的特殊之处：诊断虽然一样，但风险不一样，结局也多样，所以治疗就不一样。

膜性肾病治疗方案的确定，要根据疾病的“风险分层”来定。

所谓的“风险分层”，指的是膜性肾病进展为终末期肾病、需要透析的风险程度。不同的风险等级，进展到终末期肾病的概率也不同。

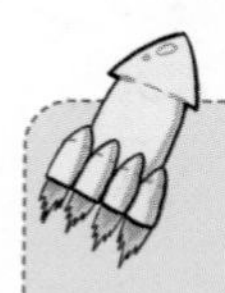

小知识点

· 区分膜性肾病风险程度，关键看两个指标：蛋白尿和血肌酐。

· 通常少量蛋白尿、血肌酐正常的患者，风险等级低。

· 长期大量蛋白尿、血肌酐有升高的患者，风险等级就高。

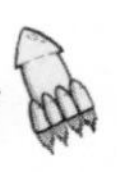

2021年最新的KDIGO指南将膜性肾病的风险程度分四种：低风险、中风险、高风险、很高风险，并给出相应的治疗建议。

低风险指肾功能正常、24小时尿蛋白小于3.5g。这类患者只需要控制好基础疾病，加用一些控制尿蛋白的中药和西药(详见第七章 膜性肾病的对症支持治疗)，长期门诊复查观察即可，病情很大可能慢慢得到控制、缓解。

中风险一般指24小时尿蛋白大于3.5g且小于8g，肾功能正常。这类患者可以积极用药，也可以先保守治疗半年，再视情况而定。

高风险多指24小时尿蛋白大于8g，或者肾功能下降。要积极治疗。

很高风险是指膜性肾病的病情进展威胁到生命，或者肾功能快速恶化。这时，一定要积极治疗。

所以，膜性肾病的治疗要因人制宜。

低风险的患者，由于预后较好，保守治疗便足矣。如果滥用糖皮质激素、免疫抑制剂等，就好比大炮打蚊子——小题大做了，有可能还会出现药物的不良反应(图8-1)。

中风险的患者，保守治疗观察一段时间，病情确实没有缓解后，再启动免疫治疗。

对于高风险的患者，该出手时就出手，应考虑使用糖皮质激素、免疫抑制剂、生物制剂(如利妥昔单抗)等治疗。

对于很高风险的患者，更要积极主动，不犹豫、不等待，立刻使用糖皮质激素联合环磷酰胺的"经典"方案治疗。

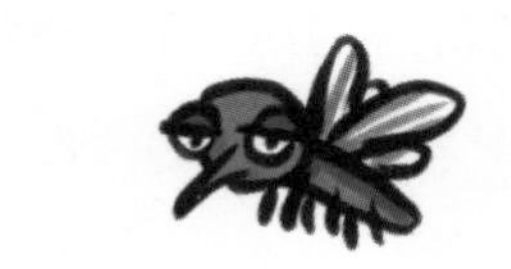

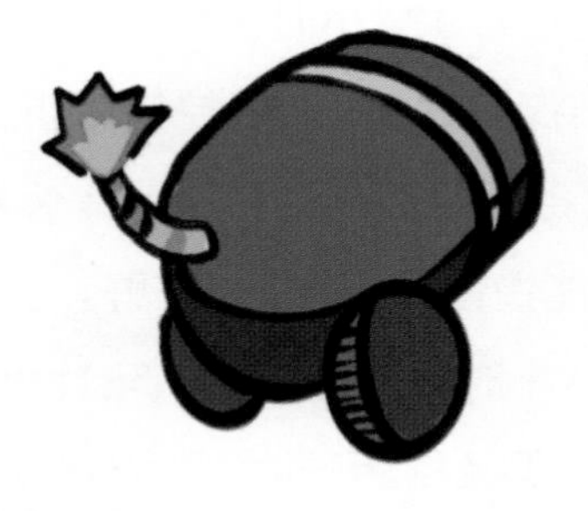

图8-1 低风险患者用激素治疗就像是大炮打蚊子

虽说膜性肾病会有不同的结局，但只要合理选择治疗方案，膜性肾病的所有结局都可能是我们所希望的——病情有效缓解！

（张铭睿　洪晓帆）

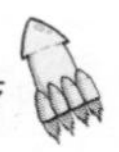

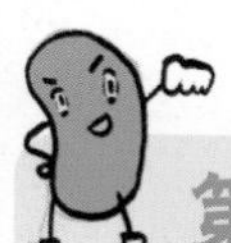

第二节　免疫抑制治疗的利与弊

膜性肾病的自然病程差异悬殊，有三种转归：自发缓解、持续蛋白尿且肾功能稳定、肾功能逐渐减退。目前国内外文献报道，膜性肾病的自发缓解率可达到30%，但也有约20%的患者在2~10年内进展至终末期肾病。

故对膜性肾病低风险患者，可以对症支持治疗，不考虑免疫抑制治疗，因为其病情可能会慢慢自行缓解。

而对高风险、极高风险的患者，主张积极开展免疫抑制治疗。常用的药物有激素和免疫抑制剂，如环磷酰胺、环孢素A、他克莫司，和利妥昔单抗等。

但有部分患者对这类治疗用药存在较强的排斥心理，认为这些药物不良反应大、服药时间长，总想尝试其他治疗，甚至寻求民间“偏方”“秘方”治疗。这样往往得不偿失、弊远大于利(图8-2)。

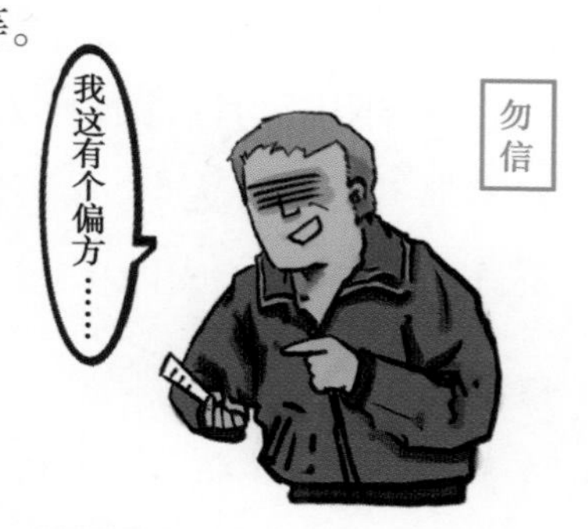

图8-2　治疗疾病勿执信偏方

免疫抑制治疗并不是随便就启动的，一定要经过严谨的安全评估才能决定，通常会根据患者的基础疾病、尿蛋白持续流失情况、肾功能状况进行综合判断。

该用这类药物的患者，拖着不用的话，病情自发缓解的可能性小，病情进展的可能性大。

那么糖皮质激素和免疫抑制剂是否就如同患者所理解的，可杀敌一千，也自损八百呢？

非也，药物的副作用大多可控可防。

医生会加用一些药物进行相关不良反应的预防。比如会加用钙剂预防骨质疏松，加用质子泵抑制剂保护胃黏膜等。而激素诱发的痤疮、变胖、满月脸等，一般在停药后会逐渐改善，不用过于忧虑。

有些年老体弱、有生育需求的特殊人群，免疫抑制药物会减量使用。

强调一下，中医药在减少药物不良反应方面有优势。

膜性肾病是一种慢性病，病程长，缓解慢。与疾病做斗争，需要心态平和健康，焦虑、急躁要不得，排斥、漠然也要不得。

天有阴晴，月有圆缺，人生无完美，任何药物、任何治疗方案都不会只有优点，没有缺点。只要积极配合治疗，咬牙坚持，就没有过不去的坎。

参考文献

[1] Polanco N, Gutiérrez E, Covarsí A, et al. Spontaneous remission of nephrotic syndrome in idiopathic membranous nephropathy[J]. J Am Soc Nephrol, 2010, 21(4): 697-704.

（袁卓杰）

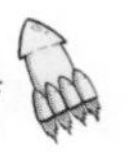

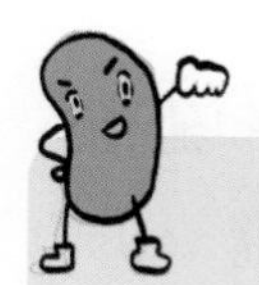

第三节 免疫抑制药物的得与失

每一种治疗方案、每一种治疗药物都有优点和缺点，都有得与失。不单是糖皮质激素，治疗膜性肾病的免疫抑制类药物也是如此(图8-3)。

图8-3 免疫抑制药物是把双刃剑

其一是环磷酰胺类烷化剂，使用时，通常要与糖皮质激素联用。

通俗说，这属于细胞毒性药物。这类药物能有效、快速地促进病情缓解，40多年来，一直被尊为膜性肾病的“经典”用药。直到现在，对极高风险的膜性肾病患者，这类药物都是唯一的选择。

环磷酰胺可以口服，也可以静脉注射用药。我们推荐患者每月住院1次，每次住院期间给予静脉注射用药，方便病情监测和评估。因为环磷酰胺对生殖系统、血液系统不良反应较大。有生育要求的女性，需谨慎使用。

其二是钙调磷酸酶抑制药，简写CNI，主要有环孢素和他克莫司。CNI类药物疗效不差于上面提到的糖皮质激素联合环磷酰胺的方案，也是目前膜性肾病的一线治疗用药。

2016年Ramachandran等学者比较了环磷酰胺和他克莫司治疗特发性膜性肾病的效果，随访12个月，结果提示两者疗效无明显差异，缓解率分别为77.42%(25/35)和71.42%(27/35)，完全缓解率皆为37.14%(13/25)，但两者各有不同的风险：使用环磷酰胺的闭经风险更高，而他克莫司出现肾损害的风险更高。该研究在后续2年延长随访发现，停药后他克莫司方案的复发率(40%)显著高于环磷酰胺(6.7%)方案。

现认为CNI类药物在延缓肾功能恶化方面较环磷酰胺稍逊一筹，而且停药后易复发。此外，CNI的长期、大量使用又会导致肾小管间质损害，所以要定期监测药物浓度。该类药物的副作用还有牙龈增生、多毛、手震颤，一般停药、减药后会改善。

其三是利妥昔单抗。利妥昔单抗，开始是用于治疗淋巴瘤的药物，随后在治疗膜性肾病时，取得了相当好的疗效。自2020年起，利妥昔单抗被KDIGO指南列入治疗膜性肾病的一线用药。

这类药物使用方便，每2周静脉滴注1次，每次1g，总共使用2g即可，然后就慢慢等待病情缓解。该药起效较慢，半年缓解率在30%，1年缓解率在60%。而且药物价格稍贵，现属于自费用药。

该药物副作用少，只是输注时过敏反应较常见，一般使用前做好预防即可。

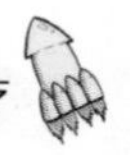

其他的免疫抑制类药物，如吗替麦考酚酯、来氟米特、雷公藤多苷等，也可用于治疗膜性肾病，但在治疗效果上稍有欠缺，相关研究得到的证据力度不足，目前暂不建议将这些药物作为膜性肾病治疗的第一选择，只能暂作“备胎”。

总之，如何选择上述药物，除了考虑药效特点等因素外，还要结合患者体质、基础疾病、家庭、经济等各个方面进行综合决策。

膜性肾病经过治疗后大多可以缓解，但需要患者耐得住病情的煎熬和反复。

人生每一次成功的背后，都要付出超乎寻常的努力。

参考文献

[1] Ramachandran R, Hn H K, Kumar V, et al. Tacrolimus combined with corticosteroids versus Modified Ponticelli regimen in treatment of idiopathic membranous nephropathy: Randomized control trial[J]. Nephrology (Carlton), 2016, 21(2): 139-146.

[2] Ramachandran R, Yadav A K, Kumar V, et al. Two-year follow-up study of membranous nephropathy treated with tacrolimus and corticosteroids versus cyclical corticosteroids and cyclophosphamide[J]. Kidney Int Rep, 2017, 2(4): 610-616.

[3] Rovin B H, Adler S G, Barratt J, et al. Executive summary of the KDIGO 2021 guideline for the management of glomerular diseases[J]. Kidney Int, 2021, 100(4): 753-779.

（单文君　袁卓杰）

第四节 激素的使用有了变化

日常生活中，食品如果含有“激素”，可能销售会受影响。

体育比赛中，运动员如果查出服用“激素”，可能成绩会被取消。

如果听到肾病需要服用激素，可能患者心里也会发毛。

激素，在临床常特指糖皮质激素。

肾病科医生最常用的是中效的糖皮质激素，如泼尼松、甲泼尼龙等。

糖皮质激素有非常好的一面，有很强的抗炎、抗过敏、抗休克等作用，能治疗多种自身免疫性疾病、过敏性疾病，还能抗移植排斥反应等。

针对膜性肾病高风险的患者，也常常需要使用激素联合免疫抑制药物(如他克莫司、环磷酰胺等)治疗，大约7成以上的患者病情可获得缓解。

但糖皮质激素是一把“双刃剑”，在发挥治疗作用时，也带来较多副作用。

其一，长期应用激素后，机体的免疫功能下降，容易诱发或加重感染。常见的有带状疱疹、肺炎、结核病等。

其二，激素能使人体的脂肪重新分布，如面部、胸背部脂肪会增多，出现“满月脸”“水牛背”“皮肤紫纹”等(图8-4)。

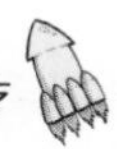

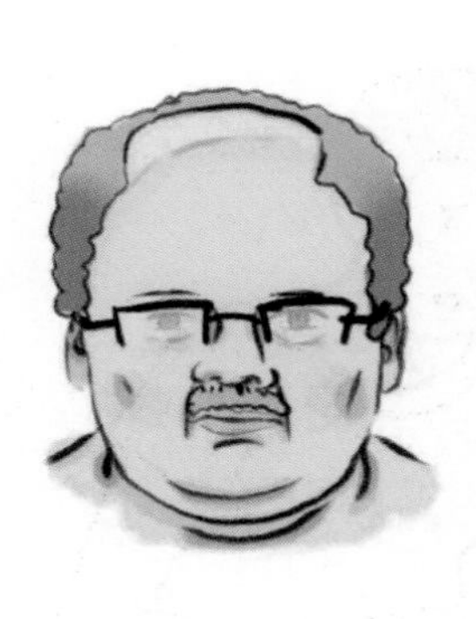
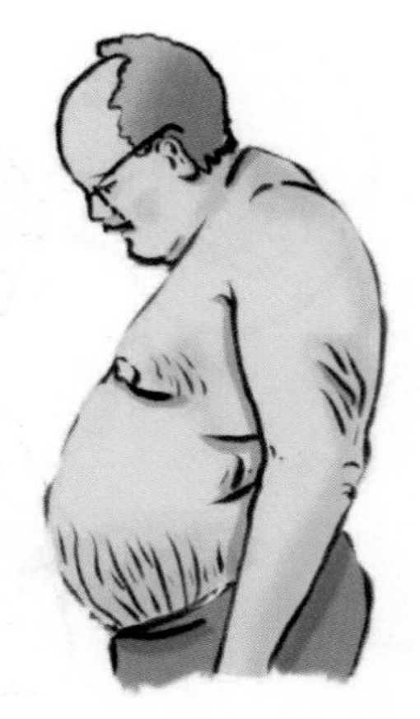

图8-4　长期服用激素后的满月脸与水牛背，停药后一般可以恢复

其三，激素可以影响糖、蛋白质、脂质的代谢。服用激素后，有些患者会出现类固醇性糖尿病、高脂血症等。因此，长期应用激素的患者要监测血糖、血脂等指标。

其四，激素可使胃酸分泌增加，导致消化性溃疡，或使原有的溃疡加重。

大剂量使用激素时，通常会用一些保护胃黏膜或者抑制胃酸分泌的药物(图8-5)。

其五，激素可导致骨质疏松和骨坏死。

骨质疏松常表现为疼痛、骨折，骨坏死常见于股骨头及股骨颈(图8-6)。

服用激素的同时，常常给予钙片、活性维生素D、双膦酸盐类药物。

这样看来，使用激素后的副作用确实有点可怕。

但要考虑到：病情的进展可能更可怕。

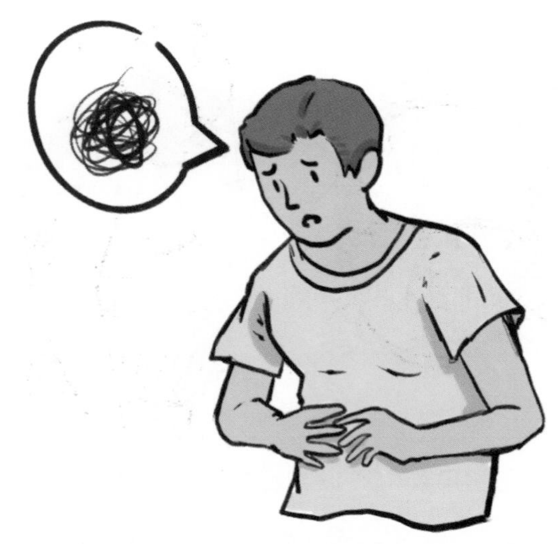

图8-5 服用激素时通常会加用护胃药

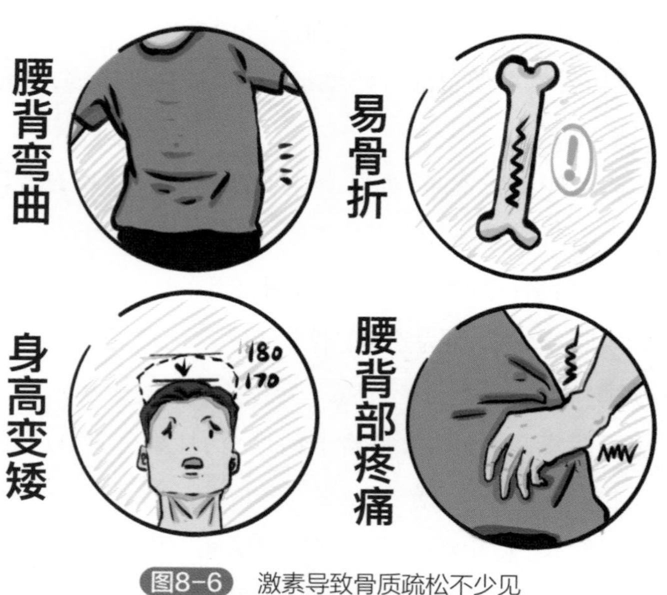

图8-6 激素导致骨质疏松不少见

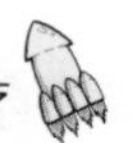

两害相权从其轻，两利相权从其重。选药治病就是此理。

以前的医学教科书中，肾病患者使用激素有个“十二字方针”，即“起始量足、撤减要慢、维持要长”。

随着对激素的认识不断深入，如今这种原则已经不太合适了。针对膜性肾病，现在主张使用激素可以中小剂量起步、尽快撤减、加强副作用的预防。

时代变了，使用激素的原则也在变。

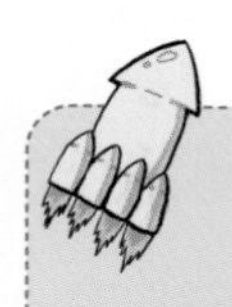

小知识点

·所有的临床用药，抛开剂量、疗程谈药物的不良反应，都是“耍流氓”。

·良药和毒药之间的差别，主要在于剂量。例如治疗白血病的“三氧化二砷”，就是砒霜的主要成分。

最后，必须强调一下，激素使用后千万不可自行随意停用或更改剂量，这样很容易引起病情的波动反复，一定要听从医生的建议，逐步减量。

（刘金矗）

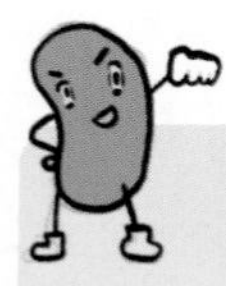

第五节 膜性肾病“经典”治疗方案的前世今生

一首诗、一曲歌、一本书、一幅画，若能成为经典，必然流传久远。这是经典的魅力。

西医学发展迅速，新药层出不穷，治疗方法不断更替，带来的是临床疗效的提高。这是科技进步的力量。

医学领域中，科技进步带来的往往是经典治疗方案的退却。

膜性肾病的治疗方案很多，从保守处理，到中医药的辨证论治，以及糖皮质激素、环磷酰胺、他克莫司的使用，再到如今大热的生物制剂——利妥昔单抗的普及应用，可以说，每种治疗措施均各有利弊，要根据患者的具体情况针对性地作出选择。

其中，有一种治疗方案始终占据着“C”位，这就是Ponticelli方案，即糖皮质激素联合烷化剂(苯丁酸氮芥或环磷酰胺)的治疗方案，这个方案始终被业内称为膜性肾病治疗中的“经典”方案。

1984年，意大利学者在*The New England Journal of Medicine*(《新英格兰医学杂志》)发表了1篇文章——采用甲泼尼龙联合苯丁酸氮芥治疗膜性肾病的对照试验，此后这一治疗方案

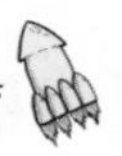

即以文章作者命名，称为“Ponticelli方案”，有时也称为“意大利方案”。

Ponticelli方案用激素联合苯丁酸氮芥治疗膜性肾病，整个疗程要持续6个月，结果令人惊叹，末次随访中，接受治疗的患者总缓解率高达72%，对照组(保守治疗)为30%。同时还发现，接受Ponticelli方案治疗后可延缓肾功能下降。因为这良好的结果，奠定了这一方案的“江湖”地位，从此，这一方案就一直被尊为“经典”。

但是苯丁酸氮芥在临床使用过程中不良反应较大，有些患者难以完成全程治疗。随后，Ponticelli等对这一方案进行了改良，不用苯丁酸氮芥，改用环磷酰胺，并进行了临床疗效比较，结果提示激素联合环磷酰胺，与激素联合苯丁酸氮芥相比，疗效相似，但患者耐受性更好，改良的方案更具有优越性(图8-7)。

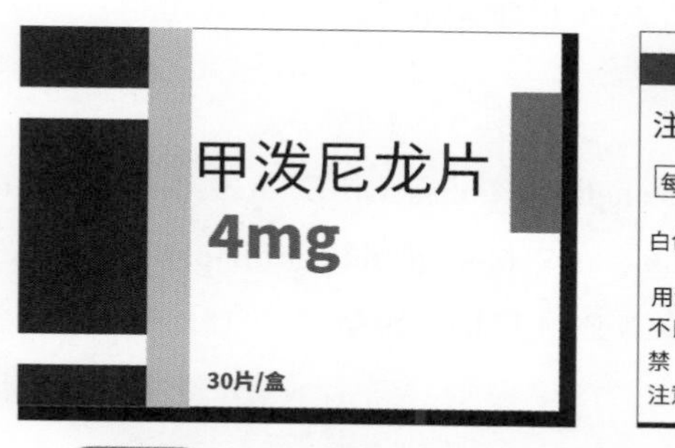

图8-7 临床常用的经典方案就是激素+环磷酰胺

直到今天，改良的Ponticelli方案(糖皮质激素联合环磷酰胺)仍一直是全球治疗膜性肾病的一线方案。此后国内外还有不少学者，针对改良方案再改良，在药物使用剂量上或者药物使用的时间上，又进行了不同的调整，目的是减少药物的不良反应。但不论用药细节如何变化，只要是应用激素+环磷酰胺治疗膜性肾病，我们都可统称为“经典”治疗方案。

这一方案尤其适用于膜性肾病的高危患者，也就是表现为大量蛋白尿，或有肾功能减退，或有严重并发症的患者，用药后能快速控制病情。此外，糖皮质激素、环磷酰胺的价格也很便宜，也是这一方案的优势所在。

方案虽经典，也有小瑕疵。不利之处在于：一是治疗过程中容易出现感染，从而导致治疗失败；二是环磷酰胺对性腺有影响，尤其是有怀孕计划的女性患者，需要慎重考虑使用。

总之，经典方案的魅力在于疗效肯定、起效迅速、医药费低廉。

至少目前看来，经典仍难以替代，也难以超越。

参考文献

[1] Ponticelli C, Zucchelli P, Imbasciati E, et al. Controlled trial of methylprednisolone and chlorambucil in idiopathic membranous nephropathy[J]. N Engl J Med, 1984, 310(15): 946-950.

（王 丹 潘 会）

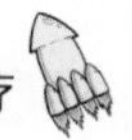

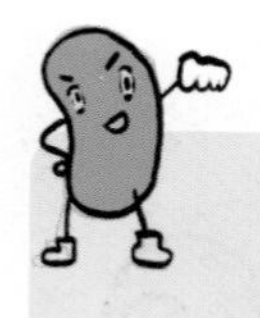

第六节　挤进一线的新药——利妥昔单抗

近年来，一种本用于治疗淋巴瘤的药物——利妥昔单抗，开始用来治疗膜性肾病，并取得了较好的疗效。自2020年起，利妥昔单抗被KDIGO指南列入治疗膜性肾病的一线用药。

因膜性肾病患者体内存在较多抗体，如抗PLA2R抗体。抗体和病情的严重程度密切相关。通常抗体数量越多，膜性肾病的病情就越严重。

利妥昔单抗是一种以CD20抗原为靶点的单克隆抗体。CD20抗原存在于B淋巴细胞表面(B淋巴细胞是体内产生各类抗体的种子细胞)。利妥昔单抗可以特异地与B淋巴细胞表面的抗原结合，诱导B淋巴细胞凋亡。随着分泌抗体的B淋巴细胞减少，体内抗PLA2R抗体的量也会随之减少，膜性肾病的病情也就得到了缓解(图8-8)。

一项2019年发表的重磅研究(MENTOR研究)纳入了北美地区130例大量蛋白尿的膜性肾病患者，其中一半的患者接受了利妥昔单抗治疗，另一半患者接受了环孢素治疗，研究持续了2年。结果显示，环孢素组在治疗第12个月时的缓解率为60%，第24个月时有部分患者病情复发，缓解率降至20%；而利妥昔单抗组在治疗第12个月时的缓解率为60%，

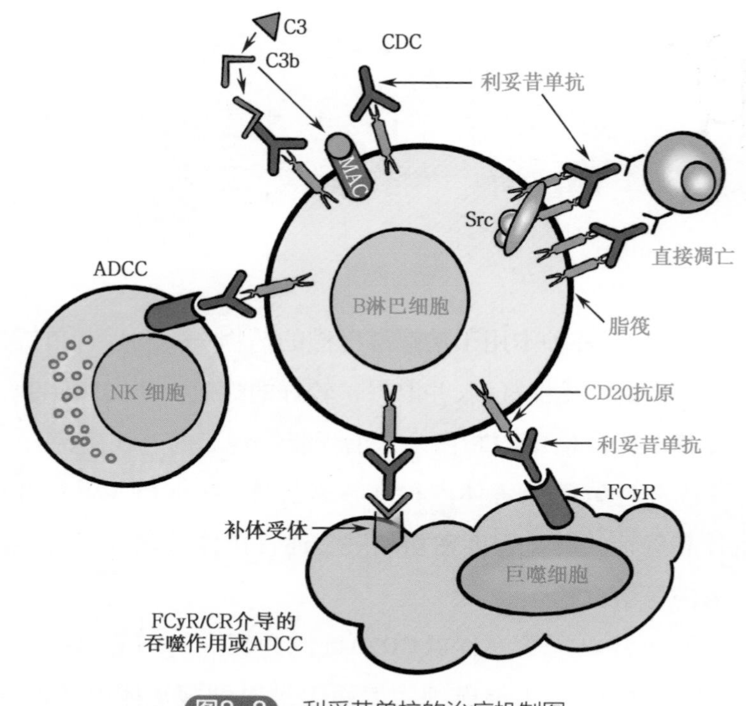

图8-8 利妥昔单抗的治疗机制图

第24个月时缓解率为52%。说明利妥昔单抗不仅能促使病情缓解，而且维持缓解的作用也比较突出(图8-9)。

同时发现，与环孢素组相比，利妥昔单抗组抗PLA2R抗体的下降速度更快，幅度更大，持续时间更长。

临床单用利妥昔单抗治疗膜性肾病有两种方案。一种是每周输注1次，每次500mg，共4次。另一种是每2周输注1次，每次1000mg，共2次。也就是说，选择利妥昔单抗治疗膜性肾病，可以在1个月之内完成整个治疗过程。剩下的就交给时间，慢慢等待病情缓解了。

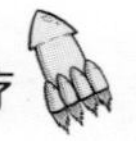

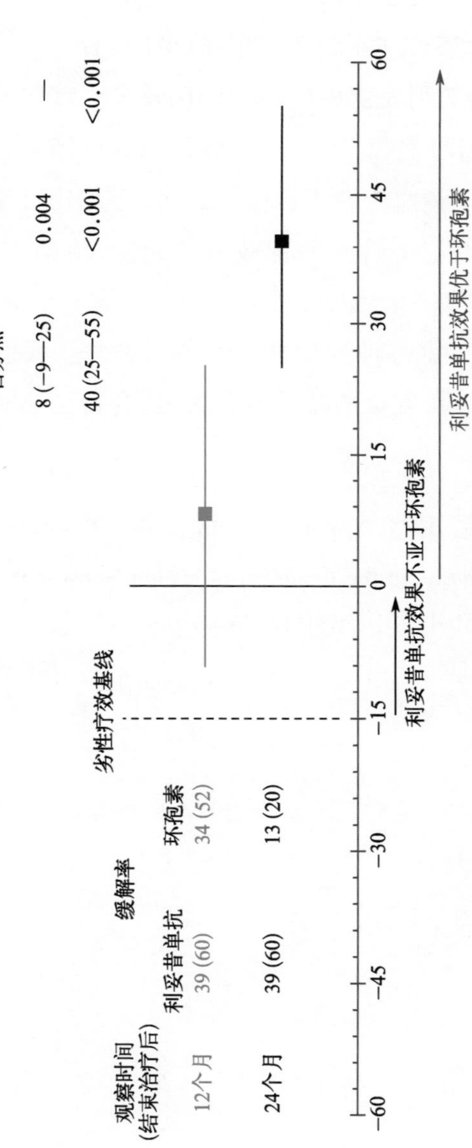

图8-9　MENTOR研究强有力地推动了利妥昔单抗成为一线用药

利妥昔单抗起效较慢。患者用药后要有信心，大概半年的缓解率在35%，1年的缓解率在60%左右。

目前看来利妥昔单抗的副作用较少。首次使用时，少数患者有过敏反应。总体而言，该药使用较安全。

然后，不利之处在于价格。目前该药使用1个疗程，药费仍偏贵，相信随着今后医保政策的完善，该药应能成为膜性肾病患者的又一个选择。

所以说，每一种治疗方案都各有利弊。我们认为，有效的就是最好的，安全的就是最好的，适合自己的就是最好的。

参考文献

[1] Fervenza F C, Appel G B, Barbour S J, et al. Rituximab or cyclosporine in the treatment of membranous nephropathy[J]. N Engl J Med, 2019, 381(1): 36-46.

（张铭睿　龚　彬）

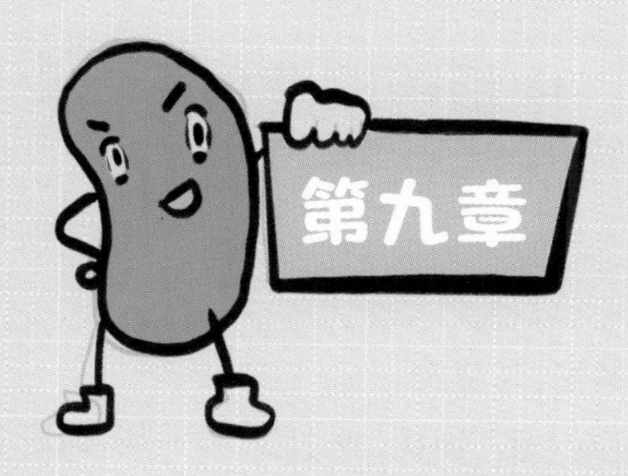

膜性肾病的中医药治疗

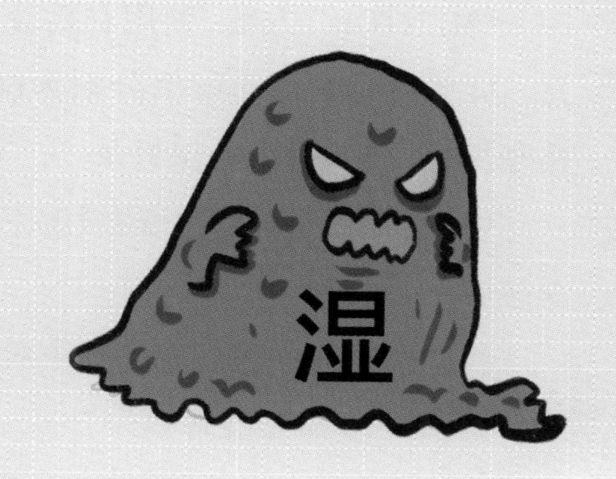

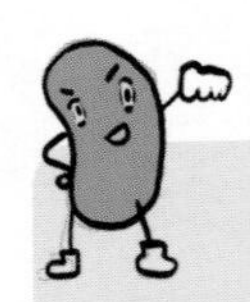

第一节 中医药治疗膜性肾病的优势

膜性肾病病程长，缓解慢，易复发。

患者短期内较难摆脱病“膜”困扰，祛“膜”是一场漫长的拉锯战。中医药作为优势“兵种”，在战斗中发挥着独特的作用。

中医药治疗膜性肾病主要有三方面的独特优势。

其一，提高缓解率。

经典的“Ponticelli方案”，就是糖皮质激素联合环磷酰胺，长期观察发现(中位随访42个月)其总缓解率可达到93%，该方案现已成为治疗膜性肾病的首选方案，但糖皮质激素、环磷酰胺都有一定的不良反应。

“MENTOR”方案，使用利妥昔单抗治疗膜性肾病，12个月、24个月时病情缓解率分别为60%、52%。该药物目前价格稍昂贵，尚未进入医保目录。

中医药治疗膜性肾病的缓解率，国内有专家研究48周时总缓解率为73%。

我们团队在中医理论指导下对膜性肾病患者进行中西医结合诊治时，1年总缓解率为75.4%。

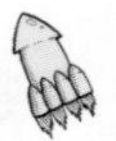

其二，减少激素和/或免疫抑制剂的不良反应。

应用糖皮质激素和/或免疫抑制剂治疗膜性肾病，疗效肯定，但有些患者会出现感染、性腺抑制、肝功能损害等不良反应。这时，加用中医药辨证遣方用药，增强自身正气，“打铁还得自身硬”，正气充足，就有了较强的防御力，不给邪毒“可乘之机”。

中药处方配伍强调君臣佐使之道，药和药之间既能同仇敌忾、上阵杀敌，亦能取长补短、制约毒性。

其三，降低复发率。

膜性肾病较易复发，复发率甚至可达到30%左右。过度劳累、饮食不节甚至一场小“感冒”或“拉肚子”等原因，都可使膜性肾病卷土重来。中医认为这是正气不固、邪气复侵，使病情反反复复。

在病情缓解后建议继续中医药治疗，目的就是时时扶助正气，正气运行正常，则能抵御外邪，避免内乱，不给膜性肾病复发翻盘的机会。

中医治病如打仗，要清楚战场上的敌我强弱之变化，要明白何时进攻、何时防守，要善于多种武器配合使用，才能三军过后尽开颜。

参考文献

[1] Ponticelli C, Altieri P, Scolari F, et al. A randomized study comparing methylprednisolone plus chlorambucil versus methylprednisolone plus

cyclophosphamide in idiopathic membranous nephropathy[J]. J Am Soc Nephrol, 1998, 9(3): 444-450.

[2] Fervenza F C, Appel G B, Barbou S J, et al. Rituximab or cyclosporine in the treatment of membranous nephropathy[J]. N Engl J Med, 2019, 38(1): 36-46.

[3] Chen Y, Deng Y, Ni Z, et al. Efficacy and safety of traditional Chinese medicine (Shenqi particle) for patients with idiopathic membranous nephropathy: a multicenter randomized controlled clinical trial[J]. Am J Kidney Dis, 2013, 62(6): 1068-1076.

[4] Kanigicherla D A, Short C D, Roberts S A, et al. Long-term outcomes of persistent disease and relapse in primary membranous nephropathy[J]. Nephrol Dial Transplant, 2016, 31(12): 2108-2114.

(刘 娟　袁卓杰)

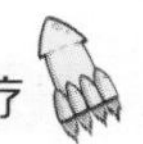

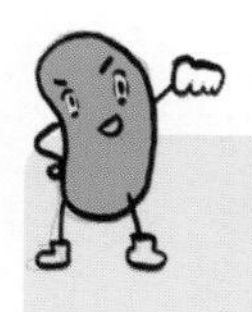

第二节　膜性肾病的治则与治法

中医讲的“治则”与“治法”是有区别的。

治则是治疗疾病必须遵循的基本法则，确定治病的大方向。

治法是在治则指导下确定的具体治疗方法。

比如，膜性肾病患者多有“正气不足”，那么治则就是“扶正”，而具体的处方用药是健脾、补肾、益气、养阴、温阳等，就是治法。

对于膜性肾病的病因病机认识，中医认为，膜性肾病主要与气虚、水湿、瘀血相关，“气虚”是基础，因虚可致“水湿”“瘀血”为患，最后形成“虚”“湿”“瘀”相互促进的恶性循环(图 9-1)。

所以，治疗上要打断“恶”之循环，治则上就要“扶正祛邪”，治法上就要补气、祛湿、活血化瘀。

“扶正祛邪”就是膜性肾病治疗的大方向。

膜性肾病病机有虚有实。虚者为正气虚，实者为邪气实。医圣张仲景的《金匮要略》中有云：“经曰：‘虚虚实实，补不足，损有余。’是其义也。”治疗上就要把“虚的”“不足的”部分补上来，把“邪实”“多余的”去除。

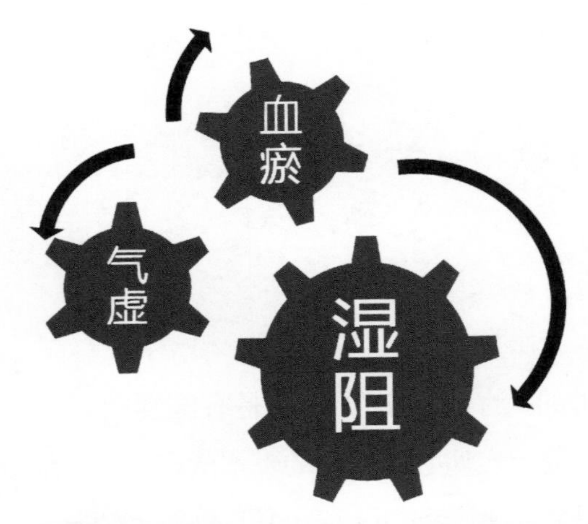

图9-1 膜性肾病中“虚-湿-瘀”相互影响

如此，正气可奋起，邪气被驱逐，人体的气血阴阳才能重新恢复平衡，疾病才能向愈。

同理，其他很多慢性病的治疗，采用的治则也多是扶正祛邪。

膜性肾病的治法要根据患者的正虚邪实特点，进行确立。

主要治法有益气健脾、补肾固精、活血祛瘀、利水化湿等。

益气健脾，主要用于脾虚、气虚的患者。这类患者多有疲倦乏力、纳差、动则汗出等症状，用药上多选用黄芪、党参、白术、山药、芡实等。

补肾固精，主要用于肾虚的患者。这类患者多表现尿浊、尿频、夜尿多，用药上多选用山茱萸、金樱子、菟丝子、女贞子、桑螵蛸等。

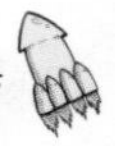

活血祛瘀，主要用于瘀血内阻的患者。这类患者多有肢体关节疼痛、皮肤瘀斑、舌质紫黯等情况，用药上可选择的药物较多，有丹参、红花、三七、当归、赤芍、牡丹皮等。

利水化湿，主要用于水肿明显的患者。可用茯苓皮、薏苡仁、瓜蒌皮、大腹皮、泽泻、泽兰等药物。

除上述治法外，还有养阴、温阳、清热解毒等治法。

所有这些治法都可以根据辨证情况组合使用，也可随时根据病情变化来调整。

故临床上，治则多不变，治法可多变。

（刘　娟）

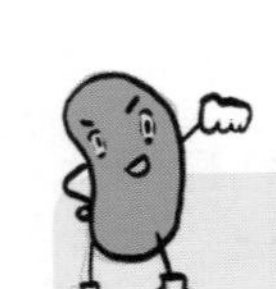

第三节 要重视活血化瘀

血瘀贯穿膜性肾病的全过程，是膜性肾病迁延难愈、易复发的主要原因之一。

那么，何者是“瘀”？“瘀”从何而来？“瘀”之表现？如何治“瘀”呢？

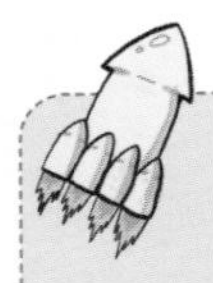

小知识点

·“瘀血”和“血瘀”是两个概念。

·“瘀血”是体内血液停积而形成的病理产物。

·“血瘀”是指人体血液运行不畅的病机变化。

·若把血管比作水管，血液运行比作水流，那么水管逐渐堵塞而水流不通则为血瘀，而堵住水管的物质称之为瘀血（图 9-2）。

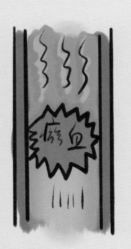

图9-2 “瘀血”与“血瘀”相互影响

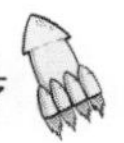

“瘀”从何而来?

凡是影响血液正常运行，致使血行不畅的各种内外因素，均可导致血瘀。比如：血寒致瘀、气滞致瘀、因虚致瘀、津亏致瘀等。

膜性肾病患者因虚致瘀、水停为瘀、湿瘀互结比较常见。

“瘀证”表现

从宏观的角度看，血瘀则痛，痛处固定，甚者局部有肿块；有时面色、唇舌、爪甲紫黯，或皮下、舌上有瘀点瘀斑，舌下络脉粗胀青紫等(图9-3)。

从微观的角度看，西医学提示的肾脏内部组织中免疫复合物的沉积、基底膜的增厚及晚期肾小球硬化等微观病理变化都可看作是血瘀为患。

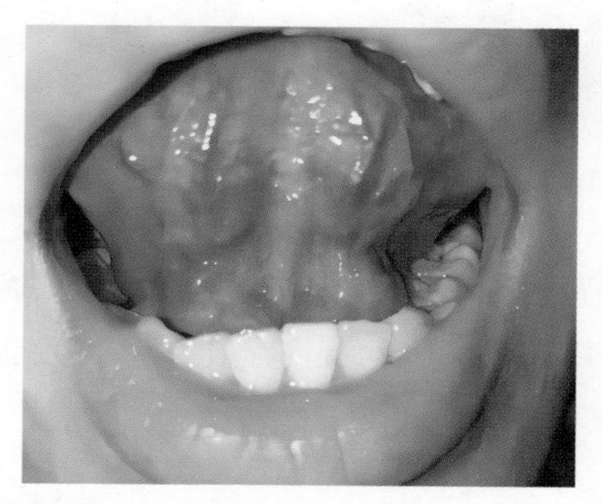

图9-3　舌下络脉粗胀青紫是内有瘀血的表现

治"瘀"之法

针对血瘀证，活血祛瘀的方药较多，要根据辨证情况灵活选用。

比如，合并水肿明显者，可活血利水；周身痛者，可行气活血止痛；胃或皮下出血者，可活血止血；畏寒肢冷者，可温经活血等。

全国中医名家在这方面也都有各自的宝贵经验。比如，朱良春教授善用黄芪合地龙，益气开瘀；陈以平教授常用莪术、三棱、鳖甲消积化癥；邹燕勤教授多用桃仁、红花、当归活血通络；杨霓芝教授则用黄芪、三七益气活血等(图9-4)。

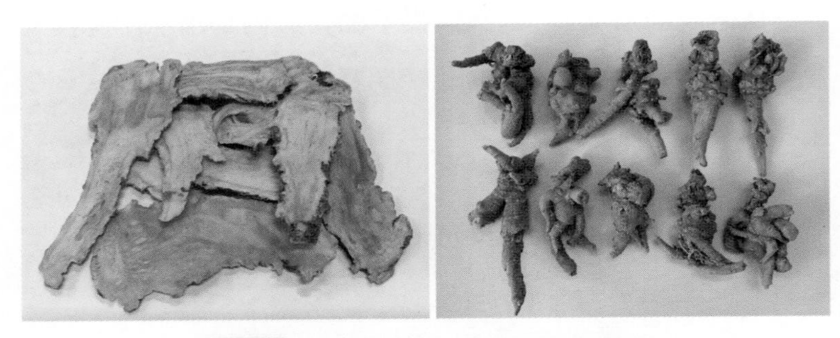

图9-4 当归和三七是常用的活血药物

在膜性肾病的诊疗中，要始终重视活血祛瘀，根据辨证情况合理选用化瘀方药，可提高疗效、减少并发症。

（王　丹）

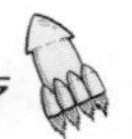

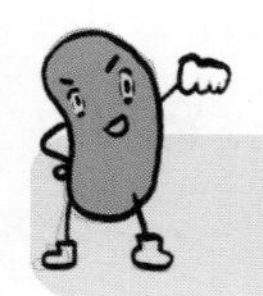

第四节　要重视祛湿

膜性肾病的起病、进展、病情反复，都与湿邪密切相关。

湿邪致病有三大特点。

其一，湿属阴邪，易伤阳气。体内阳气不足则运化困难，就容易出现腹泻、水肿之症。

其二，湿性重浊，重则下沉。湿多侵犯人体下部脏腑，如肾脏、膀胱、肠道等。当湿邪下犯肾脏，肾的“开关”功能失常，精微下泄则发为蛋白尿。

其三，湿性黏滞。凡事黏黏糊糊即为“不清爽”，所以湿邪为患，病情多缠绵难愈，又容易复发(图9-5)。

可见，膜性肾病的典型表现如水肿、尿浊，病程长，易复发，多是湿邪所致。

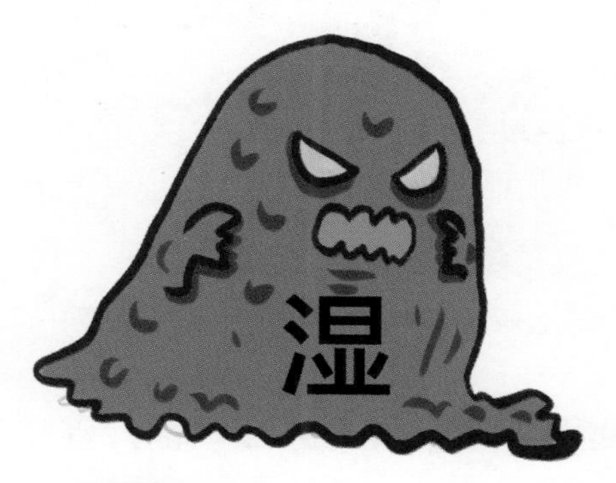

图9-5　湿性黏滞，让人不清爽

我们团队对400多例膜性肾病患者进行了回顾性分析，发现：湿邪越重的患者，尿蛋白水平越高，湿邪与膜性肾病的危险程度密切相关。

膜性肾病的治疗在大方向上一定要重视祛湿，在细节上要讲究祛湿的灵活性。

比如，膜性肾病初起，多为湿之轻证。这时，湿邪常与风邪一起，称为风湿致病。治疗上，要以祛风除湿为主，有时可少量麻黄、赤小豆等联合使用。严重的风湿为患，可加用雷公藤类药物。该类药物有很强的祛风湿、通经络的功效，但要注意不良反应(图9-6)。

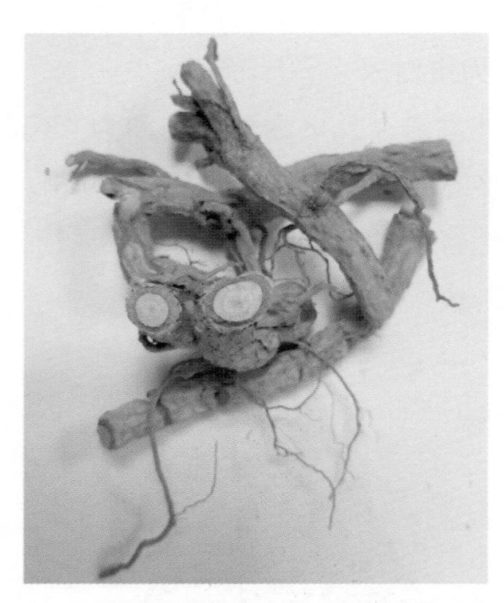

图9-6 雷公藤类药物，在肾病、风湿类疾病中使用较广泛

膜性肾病中期，多为湿之重证。此时，水湿浩荡，如江河堤坝决口，水湿泛滥全身。常言“人往高处走，水往低处流”，

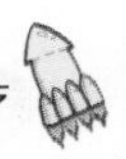

这时，患者下肢肿胀会特别明显。治疗上，中药要加用利水渗湿之品，如茯苓、薏苡仁、陈皮等。严重者还常加用西药之利尿剂，如呋塞米、托拉塞米等。更严重者，心肺等脏腑皆“沉浸水中”，有胸闷、气促、进食困难等表现，这时就要靠透析来快速脱水了。

膜性肾病后期，水肿虽然渐退，正气多有亏虚。此时，湿浊、湿瘀互结常见。治疗上要扶正固本为主，同时还要活血、祛湿、化浊并用。方药上会多用一些黄芪、三七、莲须、石菖蒲等。这一阶段，病情易反复，方药多需随证变动。患者要坚持服药，可能需要随诊1年甚至数年之久。

古话说“千寒易除，一湿难去”，说明了湿邪致病的特点是病情缠绵、顽固、反复。故在膜性肾病祛湿治疗上，就要坚持不懈、全方位、多种手段并用，才能尽快促进病情缓解。

（刘金矗　魏艳丽）

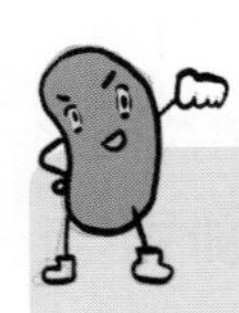

第五节 治疗膜性肾病的一种“藤”

治疗肾病的有效药材，常用的有一草一藤。

草是著名的冬虫夏草，藤就是威武的雷公藤。

雷公藤，卫矛科雷公藤属植物，生长于长江流域以南及西南地区，有祛风除湿、活血通络、消肿止痛、杀虫解毒的功效(图9-7)。

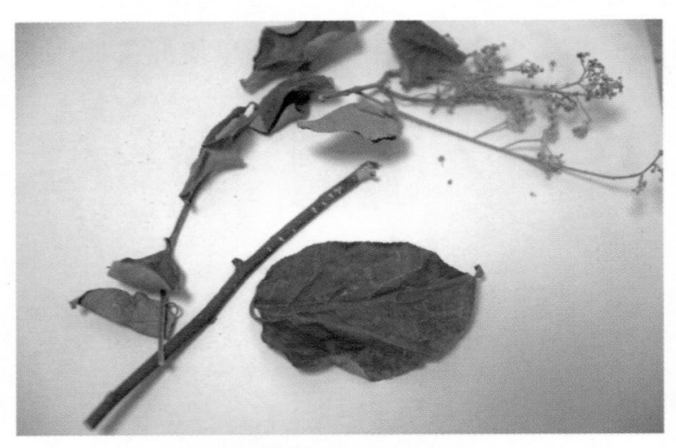

图9-7 雷公藤图示

20世纪60年代末，我国学者发现雷公藤治疗类风湿关节炎效果显著，此后众多研究者探索了该药的药效与作用机制。类似于从青蒿中提取了青蒿素用来抗疟疾，学者们从雷公藤

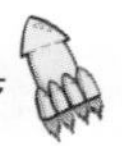

中提取有效成分制成雷公藤多苷片，有较强的抗炎和免疫抑制作用，用于治疗系统性红斑狼疮、肾炎等，疗效突出。

理所当然，在膜性肾病的地界上，也有雷公藤多苷片的一席用武之地。

膜性肾病表现为大量蛋白尿、水肿等，这种情况的发生与体内免疫紊乱有关。虽说降低尿蛋白是关键，但关键的关键，还得控制体内的免疫异常。所以，膜性肾病的高危患者要使用免疫抑制剂，如糖皮质激素、环磷酰胺、他克莫司、环孢素、利妥昔单抗等，这些药物都有正反两面，有好的一面，也有不利的一面。

雷公藤多苷片也不例外，在降低尿蛋白、提高缓解率方面有效果，价格又便宜。按理说，有效又便宜的药，应该就是史上治疗膜性肾病最好的中成药了。但雷公藤多苷片的缺点和优点一样突出。

雷公藤冠以“雷公”之名，就说明它不仅药效显著，不良反应也很强劲。

目前，雷公藤不加入中药煎剂中使用，就是考虑其不良反应不好把控。常用的雷公藤多苷片是由雷公藤的根去皮后提纯制成的，提炼后的毒性已经大大减少，但不良反应仍较常见，最主要的是性腺抑制。此外，该药对肝脏、血液系统也有影响，可能会出现肝功能损害、白细胞降低等不良反应。

女性患者服用该药，可能会导致闭经，剂量越大，应用时间越长，发生闭经的可能性越高。男性患者也可能会出现精子减少和无精子症。因此，有生育需求的患者不适合使用该药。

重要提醒：火把花根片、昆仙胶囊、昆明山海棠片等药品中所含的昆明山海棠，雷公藤的近亲，使用注意同上。

我们团队曾对国内外应用雷公藤治疗特发性膜性肾病的研究进行了相关分析，提示该药能提高治疗膜性肾病的总有效率与完全缓解率，不良反应主要集中在肝功能损害、胃肠道反应、月经紊乱、血糖升高及增加感染风险等方面。

从雷公藤的使用上可以体会到，用药选择就是权衡，权衡得与失、权衡利与弊、权衡希望与挫败。其实整个临床的诊疗过程都是在不停地做权衡。

所以，医患双方要相互信任、相互配合，共同追寻个体化的最佳决策方案：效果最好、安全性高、痛苦最小、耗费最少。

参考文献

[1] 刘伙亮，梁星，毛炜，等. 雷公藤治疗特发性膜性肾病的Meta分析[J]. 广州中医药大学学报，2019，36(08)：1275-1283.

（张铭睿　江　莎）

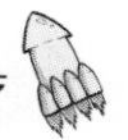

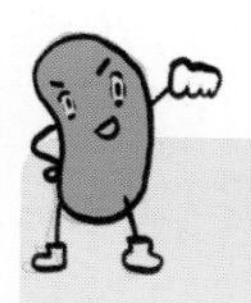

第六节 治疗膜性肾病的一棵“草”

清代王培荀在《听雨楼随笔》中有诗：“居然小草宿根存，蠕动还能返本真。自有真机随变化，炎凉总不负天恩。”诗中说的“小草”就是冬虫夏草。

冬虫夏草入药的记载较晚，现价格日趋昂贵，冬虫夏草长成了一颗“大草”。

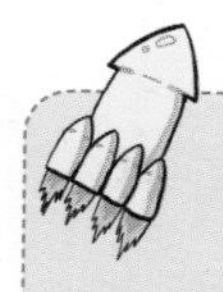

小知识点

冬虫夏草与人参、鹿茸并列为中国三大补品。

但直到清代，冬虫夏草才在医家吴仪洛的《本草从新》中有记载：“保肺益肾，止血化痰，已劳嗽。”之后才逐渐被各大医家认识、接受并使用。

但也有研究认为，冬虫夏草应始载于公元1694年汪昂的《本草备要》。

冬虫夏草是虫还是草?

高原海拔3000~5000米的灌木丛和高原草甸上，有一种飞蛾叫“虫草蝙蝠蛾”。雌性的蝙蝠蛾成虫通常将卵产在避风的地方，如果没有意外，这些虫卵会像“蚕宝宝”一样发育成蛹，最后破茧而出变成飞蛾。

但是，高原特有的一种名为“虫草菌”的真菌，其“种子”——孢子会寄生在这些幼虫身上，将幼虫体内的有机物质作为营养来源。最终幼虫生命被耗尽，只留下被真菌菌丝所充满的皮壳(图9-8)。

来年，菌丝感受到地面的温暖，就形成子座冒出地面(这个过程类似蘑菇生长)，快速生长成一株深棕色的“小草”，这就是冬虫夏草。

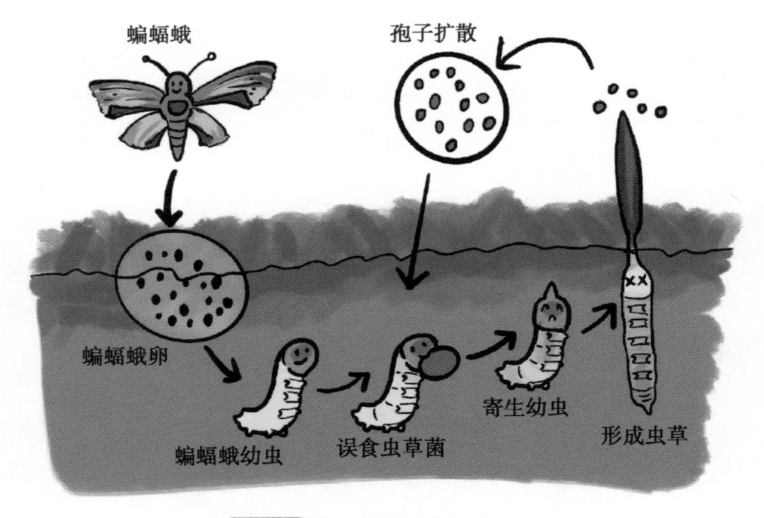

图9-8 冬虫夏草的生长过程

可见，冬虫夏草既不是虫，也不是草，是在广袤荒野上幼虫与真菌孢子的一场生死邂逅，是真菌杀死幼虫后形成的菌

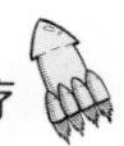

虫复合体。

冬虫夏草的药效如何?

传统医学认为,冬虫夏草能补肾益肺,尤其对久病体虚者,有补而不滞、甘平不燥的特点,现被视为滋补珍品。

现代药理学研究发现,冬虫夏草中的主要有效成分是虫草多糖,具有免疫调节、抗肿瘤、抗氧化、降血糖及降血脂等药理活性。

在治疗肾病方面,研究发现冬虫夏草对各种原因引起的肾损伤有良好的保护作用,能增加肾血流量,改善肾功能,修复肾小管和抗肾脏纤维化等。

简单理解,就是冬虫夏草可以修复肾脏损害,避免肾损害进一步加重。

但一定要明白,任何药物都没有包治百病的神奇功效。冬虫夏草的价格之所以昂贵,并非其功效卓著,而是来之不易(图9-9)。

冬虫夏草如何服用好?

传统服用方法有煮水当茶喝、炖肉吃、泡酒喝,现有建议冬虫夏草鲜吃,直接嚼服有利于吸收,也有主张灭菌后的冬虫夏草在低温下磨成粉末后食用更好。

冬虫夏草能作保健品用吗?

有研究对45个北京市销售冬虫夏草的样品进行重金属

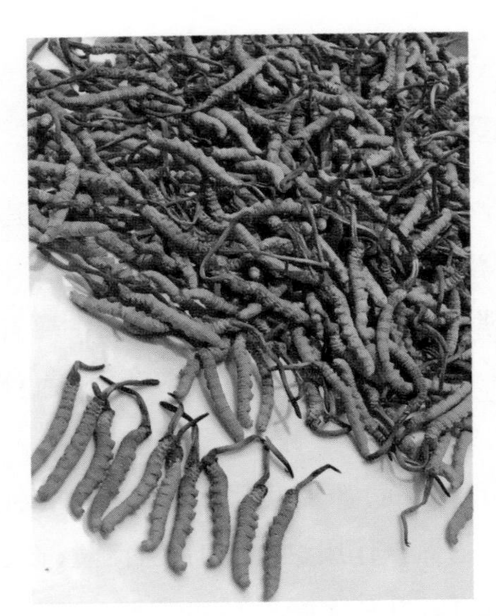

图9-9 冬虫夏草除野生挖掘外，现也有人工培植品种

含量检测，结果表明样品中普遍存在总砷超标的问题，部分样品存在汞超标的现象。

2016年国家药品监督管理局重申“冬虫夏草不属于保健品”，长期服用会有砷在体内蓄积的较高风险。

虫草类的药物，效果如何呢？

虫草是一大类寄生于昆虫、少数真菌和植物等的真菌，我国已报道的虫草约120种，冬虫夏草及其相关的真菌、蛹虫草、蝉花等相关产品，已经形成了一个巨大的产业。

冬虫夏草价格昂贵，人工培植较困难。现在在治疗肾病方面可以用人工冬虫夏草菌丝代替，如百令胶囊、金水宝胶囊等。还有蛹虫草，又叫北冬虫夏草，来源主要是人工培养

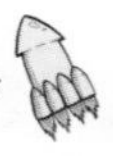

的蛹虫被蛹虫草菌侵染形成的实体。还有蝉花，又叫金蝉花，是蝉拟青霉菌寄生在蝉科昆虫蝉若虫上所形成的虫菌复合体。

这类人工虫草类制剂和天然冬虫夏草的作用相似。

目前看来，虫草并非神药，不可夸大这类药物的作用。

参考文献

［1］ 郑依玲，梅全喜，李文佳，等．冬虫夏草的药用历史及现代服用方法探讨［J］．中药材，2017，40(11)：2722-2725.

［2］ 韩日畴，吴华，陶海平，等．中国冬虫夏草研发70年［J］．应用昆虫学报，2019，56(05)：849-883.

［3］ 胡贤达，周菲，黄雪，等．冬虫夏草中虫草多糖的药理研究进展［J］．中国实验方剂学杂志，2016，22(06)：224-229.

［4］ 卢恒，徐宁，孟繁蕴．冬虫夏草重金属的含量测定和健康风险评价［J］．环境化学，2017，36(05)：1003-1008.

（王　艺）

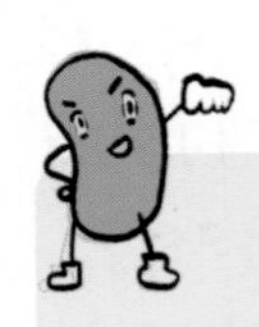

第七节 拿证据说话，谈谈中成药在膜性肾病治疗中的作用

所谓中成药，就是以中药材为原料，在中医药理论指导下，按照规定的处方和制剂工艺加工制成的，并通过国家药品监督管理局的批准，才能进入市场的中药制品，常见的剂型有颗粒剂、丸剂、片剂、胶囊剂、口服液体剂型等。

与中药煎剂相比，中成药的优势在于服用、携带、贮藏保管更方便，口感相对煎剂更佳等。

膜性肾病的治疗，有哪些中成药可以使用？这些中成药的治疗效果如何？如何正确应用这些中成药呢？

这一切，都要拿证据说话了。医学领域，没有证据的话，都是不可靠的。

2021年3月，《中国中西医结合杂志》发布了由国家中医药管理局《中成药治疗优势病种临床应用指南》标准化项目组编写的“中成药治疗慢性肾脏病3~5期(非透析)临床应用指南(2020年)”，对膜性肾病合理使用中成药产生了很好的指导和借鉴作用。

先重点了解一下降低尿蛋白的中成药。

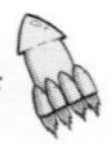

其一是肾炎康复片(图9-10)。

成分与功效：由西洋参、人参、地黄、杜仲、炒山药、白花蛇舌草、黑豆、土茯苓、益母草、丹参、泽泻、白茅根、桔梗等药物组成，具有益气养阴，补肾健脾的作用。

适应证：神疲乏力、腰膝酸软、口干咽干、手足心热、头晕耳鸣(气阴两虚，脾肾不足证)。

相关研究证据评价：与西医规范治疗相比，肾炎康复片联合西药规范治疗可使24小时尿蛋白总量平均降低0.63g。

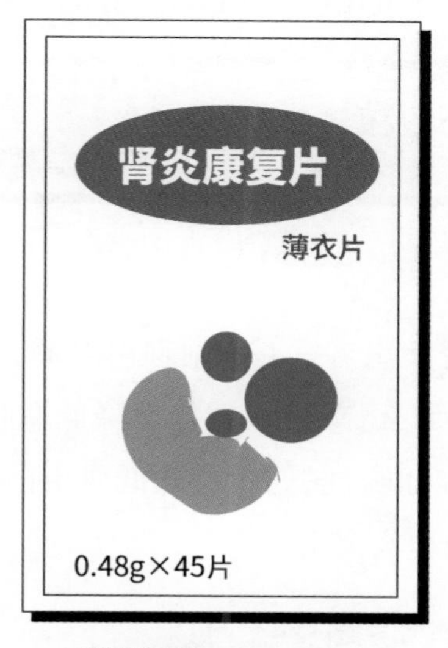

图9-10 肾炎康复片

其二是黄葵胶囊(图9-11)。

成分及功效：中药黄蜀葵花提取物，具有清热利湿，解毒消肿的功效。

适应证：舌苔黄腻(湿热证)。慎用于便溏(脾肾两虚)的患者。

相关研究证据评价：与西医规范治疗相比，黄葵胶囊联合西药规范治疗可使24小时尿蛋白总量平均降低0.44g。

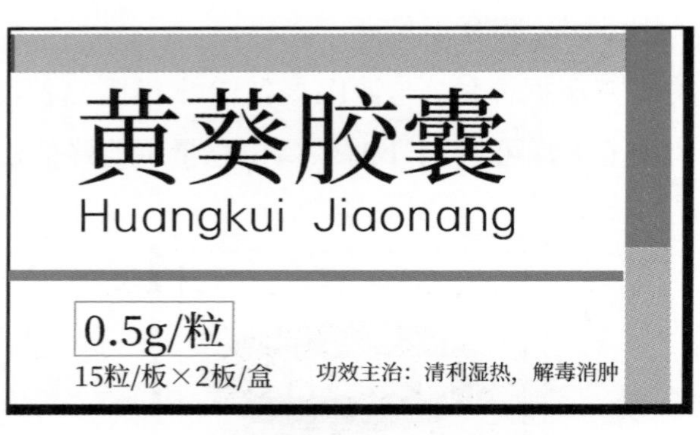

图9-11 黄葵胶囊

如果膜性肾病患者合并有血肌酐升高，也就是说，出现了肾功能损害，那么，就可以选择以降低血肌酐为主要功效的中成药。研究证明，它们也有降低尿蛋白的作用，只是降低血肌酐的功效更为突出。

其一是尿毒清颗粒(图9-12)。

成分及功效：由大黄、黄芪、桑白皮、党参、白术、茯苓、制何首乌、白芍、丹参、车前草等药物组成，具有通腑降浊、健脾利湿、活血化瘀的作用。

适应证：身重乏力、食欲不振、恶心欲呕、脘腹胀满、肢

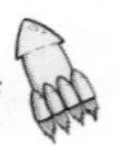

体麻木、舌暗苔腻(脾虚湿浊，血瘀证)。

相关研究证据评价：与西医规范治疗相比，尿毒清颗粒联合西药规范治疗可使血肌酐平均降低60.63μmol/L，24小时尿蛋白总量平均降低0.48g。

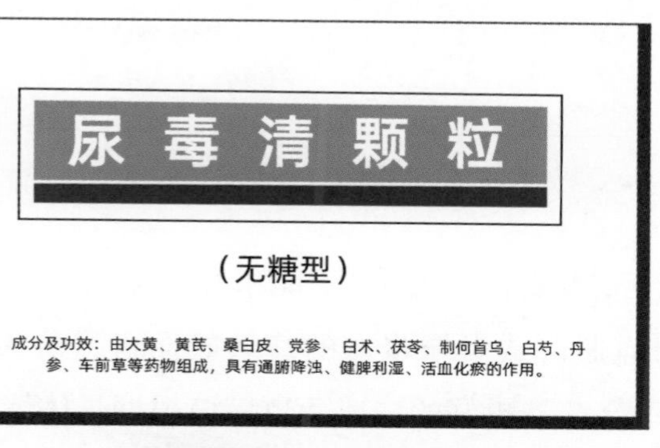

图9-12　尿毒清颗粒

其二是海昆肾喜胶囊(图9-13)。

成分与功效：主要成分为褐藻多糖硫酸酯，具有化浊排毒的功效。

适应证：主要用于苔白、口黏(湿浊证)。

相关研究证据评价：与西医规范治疗相比，海昆肾喜胶囊联合西药规范治疗可使血肌酐平均降低74.69μmol/L，24小时尿蛋白总量平均降低0.39g。

必须要强调，指南的建议虽然都是有证据支持的，但目前这些证据还不算是最强、最有力的证据。所以，并不是每个患者都强烈推荐去使用这些中成药。

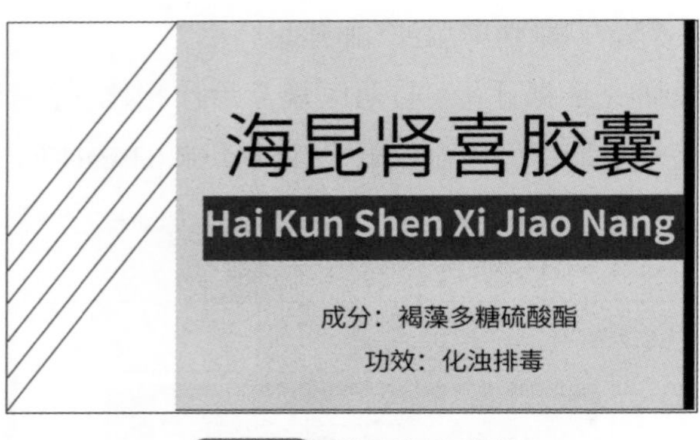

图9-13 海昆肾喜胶囊

最后，也要告诫大家，不能单纯根据文章中所述的哪个药物对血肌酐或者尿蛋白的疗效好而盲目购买服用，毕竟“是药三分毒”，再好的中成药也应该根据具体情况合理辨证选用。

参考文献

[1]《中成药治疗优势病种临床应用指南》标准化项目组.中成药治疗慢性肾脏病3~5期(非透析)临床应用指南(2020年)[J].中国中西医结合杂志，2021，41(03)：261-272.

（黄敏均）

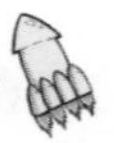

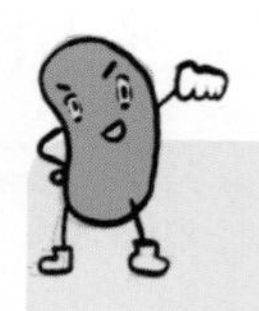

第八节　膜性肾病谨慎“补肾”

和膜性肾病患者沟通病情时，往往有患者的反应如下：

“啊？是肾病啊，那就肾虚了啊。可要多吃点补肾的药把肾亏的给补回来！”

“医生你开的药方里，补药下得不够猛，要多弄一些好药补补。”

“我们那地方有个很有名的补肾处方，我可以吃吗？”

……

广告看多了，消息听多了，微信软文读多了，有患者觉得有肾病了，就应该好好吃点“补肾”的药(图9-14)。

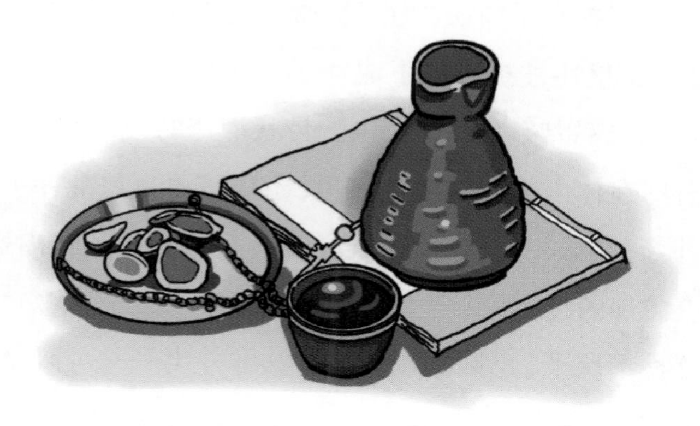

图9-14　补肾有误区，补肾要谨慎

对膜性肾脏患者而言，本质上还是偏虚者常见。所以，治疗上的确该补补。

但补要有方向，是补气，还是养血，是滋阴，还是壮阳……

补还要分先后，先补肾，先健脾，还是先养肝疏肝……

这些都要根据患者的病证特点辨证后才能确定，虽说都是补，但方法有不同。胡乱补肾容易出偏差。

有一种补叫“虚不受补”。

说的就是身体比较虚弱的情况下，服用补药后，反而容易出现不舒适的情况。这就是补错了顺序，补错了方向。

比如，有些膜性肾病患者是以脾虚为主，脾虚消化功能不好，吃再多补肾之药也难以吸收，这时就要先补脾，再补肾。

有一种补会导致“闭门留寇”。

就像家中有了盗贼，为了捉贼就关上家门，最终可能没捉住贼，家里还被折腾得不成样子。比如，膜性肾病患者痛风发作时、感冒咳嗽时、腹泻时、带状疱疹时，就是体内有邪了。有邪在体内就像盗贼在家里，不应该再盲目乱补了。这时用补药，药效不仅补不了自身的虚，反而补给了体内盗贼，盗贼会愈加凶悍，病情会变得更重。

这种情况下，正确的做法是要祛邪外出——可以赶走盗贼，出门再击杀之。

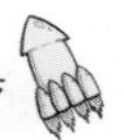

“吃啥补啥、以形补形”也不一定科学。

动物的肾脏中含有大量胆固醇和嘌呤，想吃点猪腰子来补补肾，绝对不靠谱。经常吃动物内脏，易导致血脂高、尿酸高，会加重肾脏的负担。此外，猪、牛、羊等的肾脏里面可能含有一些重金属，尤其是镉，镉会增加肾小管的代谢负担，还会损伤精子健康。

木瓜丰胸的传言也不靠谱(图9-15)。

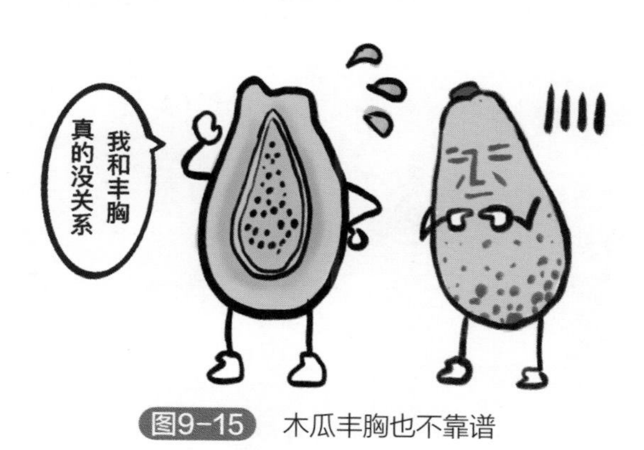

图9-15　木瓜丰胸也不靠谱

在补的速度上，也讲究“急补不如缓补”。

肾病久，虚损多，这时补肾要讲“适度”。不宜急补、峻补，只能平补、缓补。比如，人参、鹿茸温补太过，可能出现兴奋失眠、血压升高；阿胶、熟地大量服用可能脾胃运化受阻，食欲不振。建议所用滋补之品最好先从小剂量开始，逐渐调整到最佳剂量，多选药性平和、补而不滞、滋而不腻的药物，如太子参、西洋参、龙眼肉、枸杞、山药、百合、玉竹、莲子、薏仁等。

治疗膜性肾病就像驾车走高速，开什么车、加什么油不重要，能保证安全恒速一直往前方走，才是最省心、省力、省油的。

（顾皓雯）

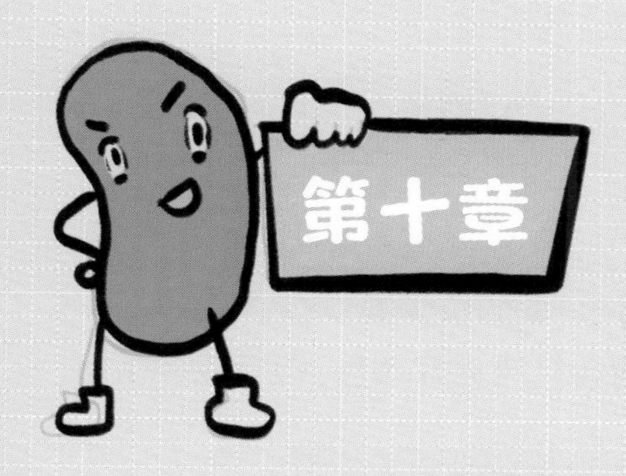

膜性肾病的预后与调理

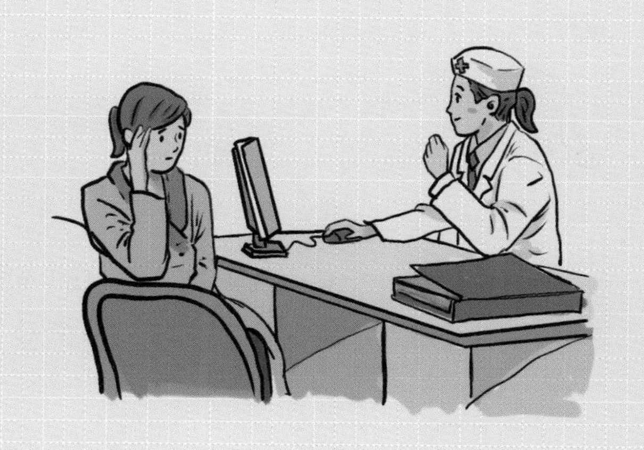

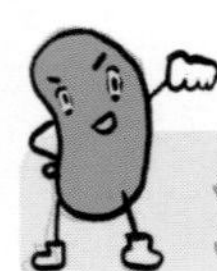

第一节 膜性肾病的终点事件

任何疾病都有一个结局，或病情缓解，或病情恶化。

医生都期望患者的病情趋向良好结局，但首先要了解一下膜性肾病的不良结局。

一般以“终点事件”作为疾病的不良结局的表述。

终点事件中，最坏的结局就是死亡。

“生者为过客，死者为归人。天地一逆旅，同悲万古尘”，虽说生老病死是人间常态，但在临床研究中，终点事件不能简单地定义为“死亡”。

对于膜性肾病患者而言，终点事件主要看病情是否会进展到“终末期肾病”。终末期肾病，更熟悉的说法就是尿毒症。

膜性肾病的一切诊疗措施，主要就是防止肾病进展到尿毒症。

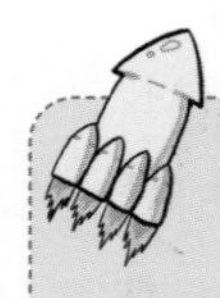

小知识点

终末期肾病包括：

- 估计肾小球滤过率(eGFR)＜ $15ml/min/1.73m^2$。
- 需要进行血液透析、腹膜透析或肾移植治疗。

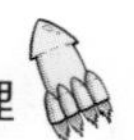

那膜性肾病的终点事件发生情况如何呢?

膜性肾病的病情若能缓解,通常有良好的远期预后。国外多项研究发现,在接受细胞毒性药物联合糖皮质激素治疗的患者中,有30%~40%的患者获得蛋白尿完全缓解,30%~50%的患者获得部分缓解,出现进行性肾功能损害(可能要进展到尿毒症)的发生率大约只有10%。

国外另有一项研究,报道了82例经肾脏活检证实为原发性膜性肾病的成人患者在获得完全缓解后,平均观察了101个月(接近9年),发现仍处于缓解期的患者占67%,有复发但无肾功能损害的占20%,出现肾功能损害占13%。

在2013年南京的一项研究中,217例膜性肾病患者,随访24个月到238个月不等(平均74个月),发现发生终点事件的患者有16名,包括终末期肾病患者10名以及非终末期肾病而死亡的患者6名,占比7.3%。肾脏活检后60个月、120个月和180个月的总体肾脏生存率分别为96.9%、93.5%和86.6%(图10-1)。

可见,膜性肾病终点事件的发生概率虽小,但仍要注意避免。

哪些膜性肾病的患者更容易发生终点事件呢?

· 男性。

· 高龄。

· 血清抗PLA2R抗体水平升高。

· 大量蛋白尿持续存在。

· 确诊时就有血肌酐水平升高。

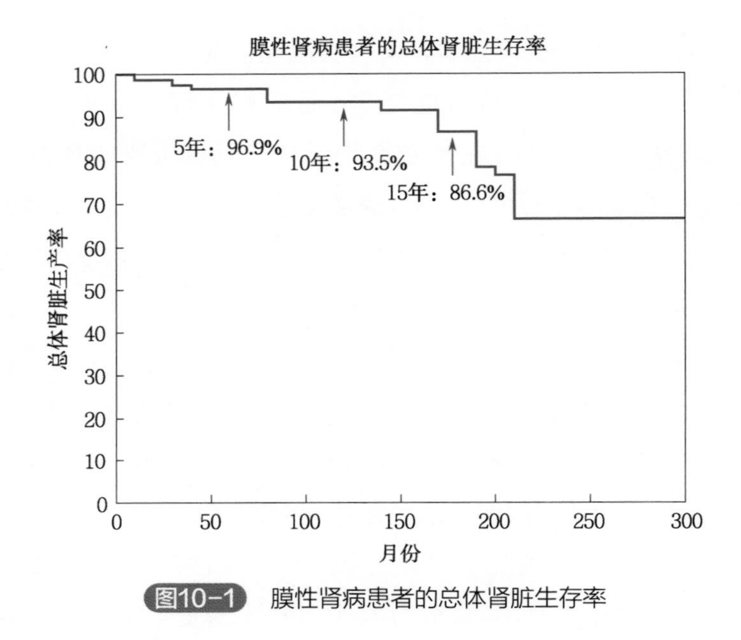

图10-1 膜性肾病患者的总体肾脏生存率

· 肾脏活检时有肾小管间质的损伤。

· 合并有高血压、糖尿病。

上面这些因素都是膜性肾病进展的危险因素。患者如果存在上述多个危险因素，就一定要积极治疗，最大可能降低终点事件的发生风险。

有些因素，如性别、年龄、确诊时的血肌酐水平、肾穿时病理损害等，是我们无法控制的。但另外一些危险因素，是完全可以通过积极的治疗手段去控制的。像高血压和糖尿病，只要将血压和血糖控制好，就是一种胜利，良好的血压和血糖水平会改善病情。

疾病的终点事件并不可怕，可怕的是对疾病缺少敬畏。

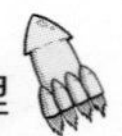

参考文献

[1] Laluck, BJ, Cattran, DC. Prognosis after a complete remission in adult patients with idiopathic membranous nephropathy. AM J KIDNEY DIS. 1999; 33(6): 1026-1032.

[2] Zuo, K, Wu, Y, Li, SJ, et al. Long-term outcome and prognostic factors of idiopathic membranous nephropathy in the Chinese population. CLIN NEPHROL. 2013; 79(6): 445-453.

（黄敏均　韩妙茹）

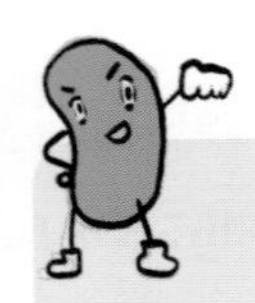

第二节 膜性肾病是可以痊愈的

膜性肾病是能够痊愈的，也就是我们说的完全缓解。

如果实在达不到完全缓解，我们认为部分缓解也可以接受。即使是部分缓解，肾脏的终点事件发生率都会大幅降低。

膜性肾病有没有缓解，主要看3个指标：尿蛋白、血清白蛋白、血肌酐。

目前膜性肾病完全缓解的标准：24小时尿蛋白定量<0.3g，或者尿蛋白-肌酐比值<0.3g/g，同时抽血查血清白蛋白及血肌酐在正常范围。

部分缓解的标准：24小时尿蛋白定量<3.5g，或者尿蛋白-肌酐比值<3.5g/g，且较发病时有下降50%及以上，同时血清白蛋白正常或较前明显回升，血肌酐稳定(图10-2)。

膜性肾病要得到缓解，有两种途径。

一种途径比较特殊，就是自发缓解。也就是说，膜性肾病的患者可以不用太多、太积极地治疗，可仅仅给予支持治疗(也称保守治疗)，病情都有可能慢慢缓解。

一项1993年发表在《新英格兰医学杂志》的研究表明，100例未经治疗的特发性膜性肾病患者，在之后的5年时间里，部分或完全缓解的发生率逐渐增加，而肾病综合征的发

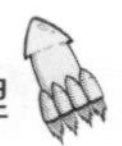

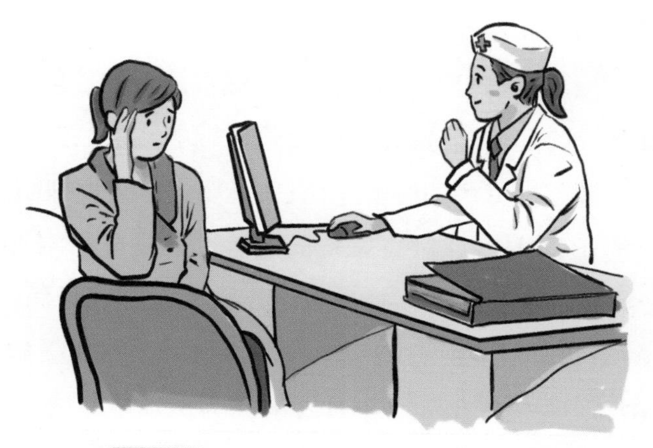

图10-2　要听医生的话，走向缓解之路

生率则明显下降。此研究中有37人随访了5年，其中13人未达到缓解(包括7人在部分缓解后复发)，24人达到完全或部分缓解(图10-3)。

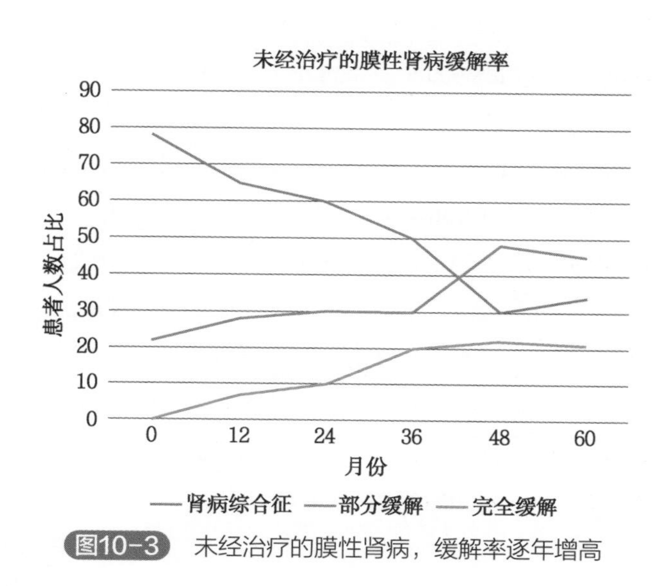

图10-3　未经治疗的膜性肾病，缓解率逐年增高

后续的研究发现,能自发缓解的膜性肾病多属于低风险、中风险的患者,高风险患者出现自发缓解的可能性较小。(膜性肾病的风险如何区分,请参看我们前期的文章)

另一种膜性肾病的缓解途径,就是要进行免疫抑制治疗。

这类治疗主要针对高风险的患者。几项随机对照试验表明,糖皮质激素联合环磷酰胺治疗特发性膜性肾病,12个月缓解率为73%~79%,利妥昔单抗治疗12个月缓解率为51%~62%,环孢素治疗12个月缓解率为52%。可见,膜性肾病通过积极治疗后的缓解率较高。

总之,请各位患者放宽心,大部分膜性肾病都是能够缓解的。

参考文献

[1] Schieppati A, Mosconi L, Perna A, et al. Prognosis of untreated patients with idiopathic membranous nephropathy[J]. N Engl J Med, 1993, 329(2): 85-89.

[2] Alsharhan L, Beck L H. Membranous nephropathy: Core Curriculum 2021[J]. Am J Kidney Dis, 2021, 77(3): 440-453.

[3] Hladunewich M A, Troyanov S, Calafati J, et al. The natural history of the non-nephrotic membranous nephropathy patient[J]. Clin J Am Soc Nephrol, 2009, 4(9): 1417-1422.

[4] Polanco N, Gutiérrez E, Covarsí A, et al. Spontaneous remission of nephrotic syndrome in idiopathic membranous nephropathy[J]. J Am Soc Nephrol, 2010, 21(4): 697-704.

(袁怡　袁卓杰)

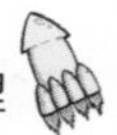

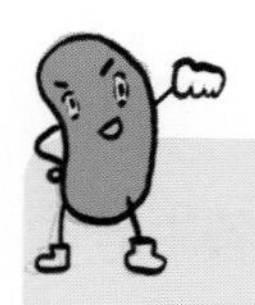

第三节　膜性肾病较容易复发

一项研究表明，膜性肾病还是较容易复发的。

这篇文章发表于2016年，是英国曼彻斯特大学医院开展的一项膜性肾病的研究，文章题目是《原发性膜性肾病患者迁延不愈和复发的长期预后》。

这篇文章的最大特点在于观察时间很长，对每个患者平均跟踪随访了10年多的时间，所以结论相对比较可靠。

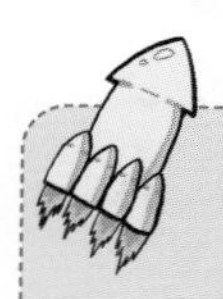

小知识点

为什么总要拿国外的研究文章来说事呢？

主要因为国内在临床有效数据的积累方面还稍显薄弱，这需要今后多一点时间来收集、整理、分析我们自己的临床数据，才有可能获得一些公认的、有效的研究结论。

文章分析了1980年到2010年30年间的128例通过肾穿确诊的膜性肾病患者，观察随访了平均128个月，其中有100名患者达到部分缓解（所谓部分缓解，可以简单地理解为病情好了一大半），部分缓解率在78%，说明大部分膜性肾病还是可以控制的。

继续分析这100名部分缓解的患者，发现有31名患者缓解后病情复发（复发指的是治疗后已经没有蛋白尿的患者又再次出现尿蛋白2+以上，或者24小时尿蛋白定量再次大于3.5g），复发的患者中有9名最终进展到尿毒症阶段。同时发现，病情没有复发的患者，均未发展到终末期肾病。

由此可见，膜性肾病复发率偏高，在30%左右；而且复发后的结局不太好，复发患者有进展到终末期肾病的可能（图10-4）。

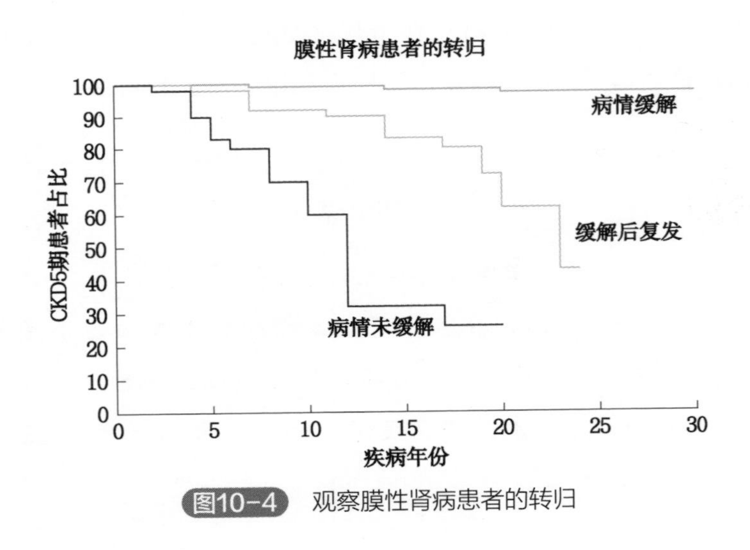

图10-4 观察膜性肾病患者的转归

所以，根据这篇文章的结论，再结合我们自己的临床经验，在此建议膜性肾病患者：即使病情缓解了，也不意味着可以为所欲为，仍不可掉以轻心。

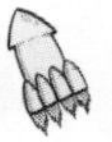

膜性肾病病情缓解后，大约有30%的患者会在5年内复发，尤其是使用他克莫司、环孢素治疗的患者，在逐渐减量或停药后复发率较高、复发速度较快。

通常来说，病情复发后也不要害怕，复发后的治疗效果也会比较理想。只要定期复查监测，尽早发现复发的苗头，及时制定应对措施，调整中西医结合治疗方案即可。

参考文献

[1] Kanigicherla D A, Short C D, Roberts S A, et al. Long-term outcomes of persistent disease and relapse in primary membranous nephropathy[J]. Nephrol Dial Transplant, 2016, 31(12): 2108-2114.

（王 丹 梁 星）

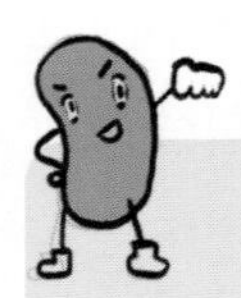

第四节 “三心二意”治疗膜性肾病

膜性肾病虽是个很磨人的病，但只要找准方法，绝大多数患者的预后结局都是相当令人满意的。

所谓正确的方法，就是要用“三心二意”来治疗膜性肾病。

“三心”是针对各位膜性肾病患者而言的，就是治疗过程中一定要：有信心、有耐心、有防护心。

有信心要排在第一位(图10-5)。

与其他类型的肾炎相比，膜性肾病并不可怕，综合目前的数据来看，治疗1年后，一半以上的患者病情都能得到控制，达到部分或完全缓解状态。而且随着治疗时间延长，病情缓解率还会越来越高。

经过合理治疗后，只有10%左右的患者病情可能稳不住，有可能会进展到尿毒症阶段。

其次，对膜性肾病的治疗一定要有耐心。

判断病情能不能缓解，临床多是以“年”为单位计算的。多数患者需要治疗1~2年后，病情才能得到控制。而且，判定

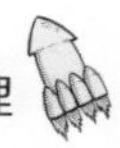

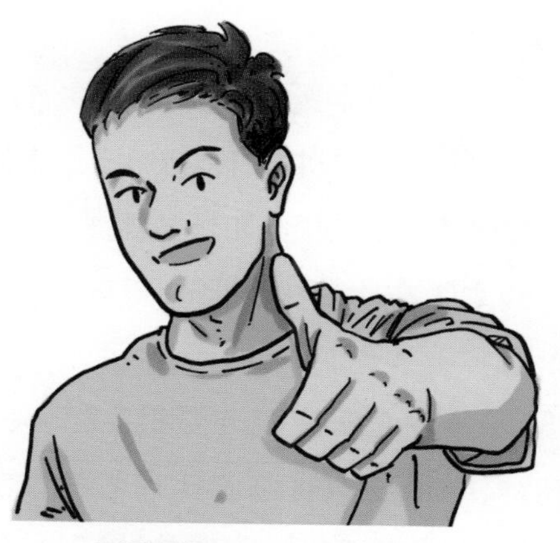

图10-5 要有必胜的信心

一种治疗方案是否有效，通常需要用药4~6个月后才能下结论。所以，整个治疗过程中，患者千万不要认为已经治疗了数周或者2~3个月了，仍没有看到效果，就是治疗方案不对，就要求更换用药，这时往往欲速则不达，容易节外生枝。

最后，各位患者还要有防护之心。

重点要防护两方面，一是防感染，二是防复发。

膜性肾病患者机体抵抗力低下，极易出现感染，所以平时一定要做好各种防护，要避免生冷饮食、避免劳累等。

此外，膜性肾病缓解后，有三分之一的患者会复发，故平时还要做好监测，定期复查，不要自以为蛋白尿已经消失了、已经停药了，就万事大吉了，就可以不管不顾了。要明白，每一次的病情复发，进展到尿毒症的可能性就会增加。

“二意”则是针对医患双方而言的，就是治疗膜性肾病要有中医意识、要有科研意识。

要有中医意识，是指中医药在治疗膜性肾病方面有独特优势，主要表现在能改善水肿、纳差等症状，能促进蛋白尿消退，能减少激素和免疫抑制剂(如环磷酰胺、他克莫司等)的不良反应。我们主张在治疗中要坚持辨证论治，充分发挥中医药的良好作用。

要有科研意识，就是医患双方要相互配合、相互信任，以严谨的科研精神，不断探索提高临床疗效的方法。作为一线医生，就要持续收集临床数据，整理总结经验，发现诊治疾病的规律。如此医患双方一起努力，方能达到“解决临床实际问题”的终极目标。

方法和对策有了，继续努力去做，就胜者为王，与大家共勉(图 10-6)。

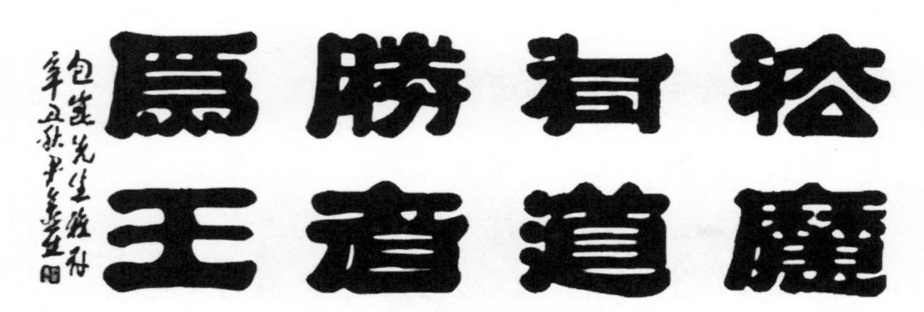

图10-6 胜者为王

(包 崑 黎 创)

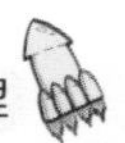

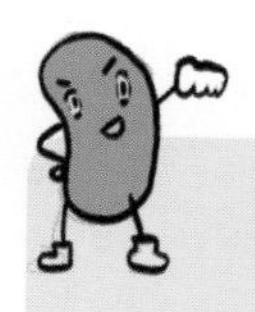

第五节　肾病水肿，须控盐控水

很多膜性肾病患者是因为脚肿、腿肿才来医院就诊的，可以说，水肿是很好的预警信号，也是一条好线索，沿着这条线索就能早早探明病情。

肾病科医生最怕的是有些肾病早期根本没有任何外在表现，如果不做体检就发现不了问题，这种情况下，肾病容易隐匿而进展到肾衰竭。

肾病发生水肿的机制有多种解释，其中一种解释是水钠潴留。因为钠与水像是一家人，钠潴留带来的就是水停留。

故欲消肿，必先控制钠与水的摄入，就是要低盐饮食。

食盐是氯化钠，1g钠可换算为2.5g盐。

《中国居民膳食指南(2022)》指出成人每日食盐摄入量不超过5g。但患者如果有水肿，建议每天进食3g的食盐就够了(图10-7)。

3g的食盐有多少？可以看看商店卖的3g的盐勺大小(图10-8)。

如果要准确知道盐的摄入是否过量，临床上可收集24小时尿液进行尿钠评估，若24小时尿钠值超过100mmol，则推测每天盐的摄入量就超过6g了。

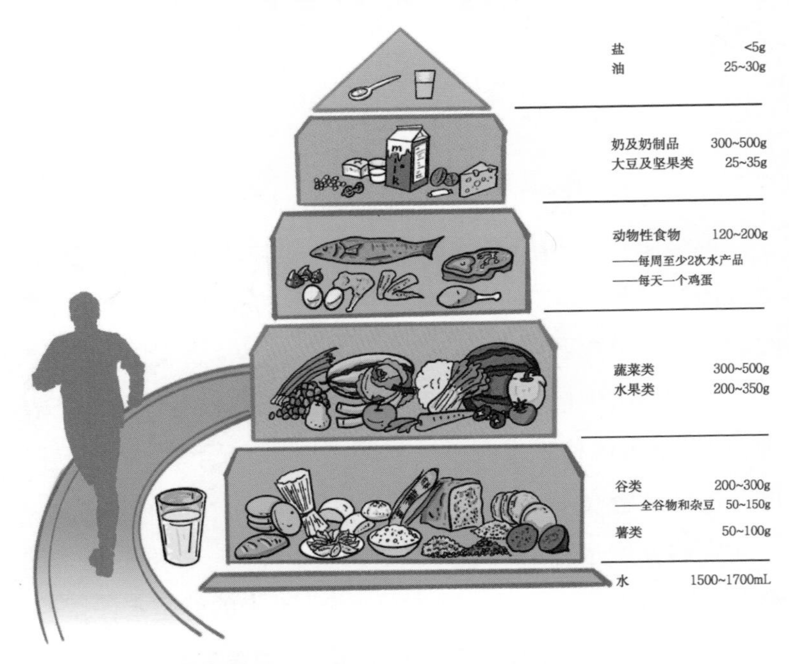

图10-7 中国居民平衡膳食宝塔（2022）

来源：中国营养学会；提醒：上图中的饮食建议是针对普通居民而言的

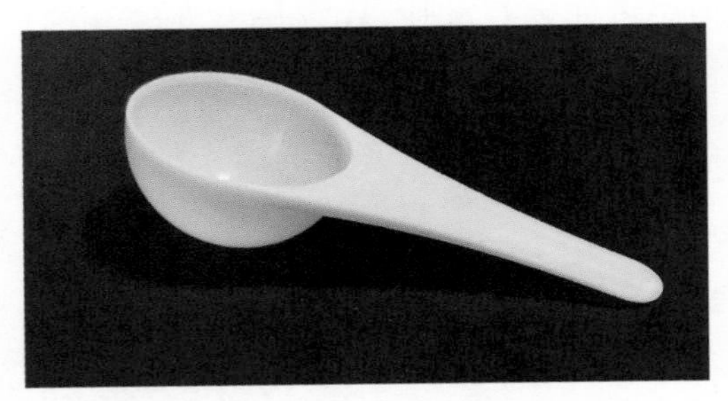

图10-8 肾病水肿患者建议每天食盐不超过3g

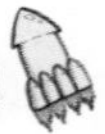

在控制盐的基础上，还要控制水。

水肿的患者一定要少喝水，越肿越要少喝。

那到底每天能喝多少水呢？这就需要患者们学会自我判断，可根据两大重要指标进行：一是尿量，二是体重。

正常人的尿量每天在1000~1500ml，肾病患者的尿量普遍会减少，若每天尿量不到1000ml，就有可能慢慢肿起来。这时，每天饮水量一定不要超过尿量，如果水肿得厉害，我们建议严格控制饮水，按照每天尿量的三分之二去饮水。其中，饭与蔬菜的含水量都要算在内，能单纯喝的水的量就要更少，有时建议每天仅能喝300ml的水。

正常人的体重相对稳定，如果患者的体重在数天至数周内逐渐上涨，那肯定不是长肉了，而是水份多了。所以，建议患者每天早晨起床后排完大便、小便、空腹、穿同样的衣服和鞋子，准确测体重。如果体重每天逐渐减轻，表明目前饮水量控制得比较成功。

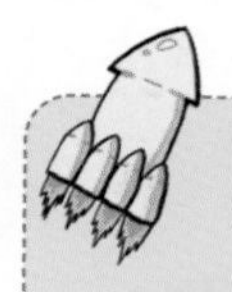

小知识点

·酱油的含盐量也非常高，即使是“淡盐”酱油30ml，也相当于6g盐。

·当存水量达到平时正常体重的10%左右时，就会出现凹陷性的脚肿、腿肿。

·当开始发现有水肿时，基本上就等于体内有了多余的5~6kg水(图10-9)。

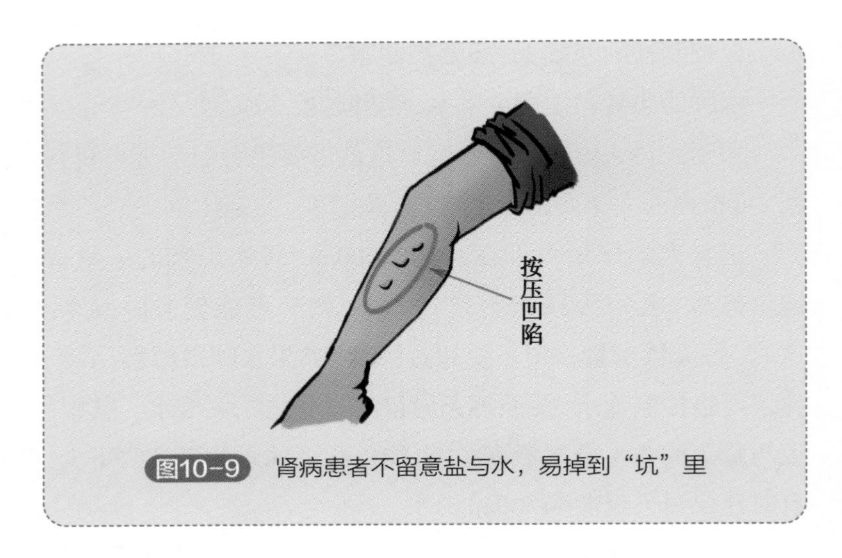

图10-9　肾病患者不留意盐与水，易掉到“坑”里

发现有问题其实不可怕，我们可以努力去解决难题。

临床工作中，真正可怕的，一是我们压根发现不了问题所在，少了双慧眼；二是发现有小问题了，还一切都无所谓，少了份责任心。

（张清华）

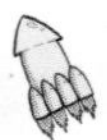

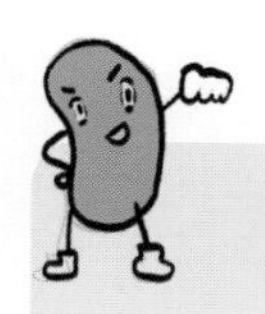

第六节　尿蛋白漏得多，饮食蛋白不可多

正确食用蛋白质，对膜性肾病患者来说，是一个不容忽视的问题。

有些患者认为尿中蛋白排泄太多，可以多吃点蛋白质，把它补回来。这种认识太片面。

能不能多吃点蛋白质呢？这需要看肾功能的情况。

对于肾功能正常的患者(通常医生根据血肌酐水平进行判断)，为了补充从尿液中漏出的蛋白质，可以适当增加蛋白质的摄入量，每天建议摄入的优质蛋白量可为每千克体重1~1.2g，也就是说，60kg体重的患者，每天最多可以摄入72g的蛋白质。

对于肾功能减退的膜性肾病患者，就要减少蛋白质的摄入量，每天建议为每千克体重0.6~0.8g。这时，太多的蛋白质摄入反而会加重肾脏的负担。

如何选择蛋白质类的食物呢？现列举几种常见的蛋白质。

一是鸡蛋。鸡蛋被誉为最全面的营养库，营养价值高又好吸收。1个鸡蛋的蛋白质含量在6g左右。建议膜性肾病患者每天吃1~2个鸡蛋(图10-10)。

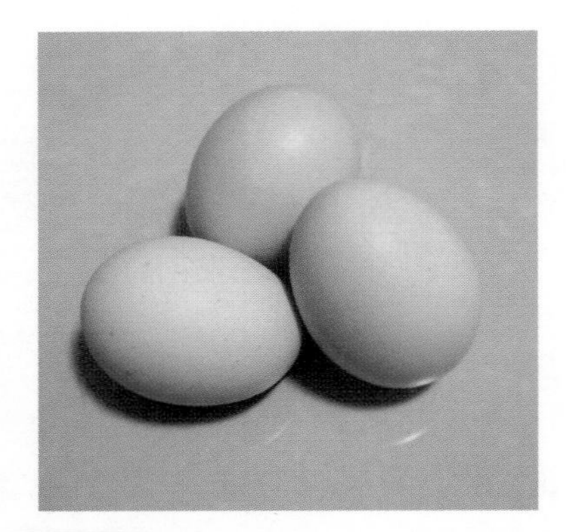

图10-10 每天1个鸡蛋，营养有保障

二是牛奶。牛奶营养丰富，既含有优质蛋白质，钙含量也高。推荐膜性肾病患者每天饮用牛奶200~250ml，大约含8g蛋白质。乳糖不耐受人群，饮用纯牛奶后容易腹泻，这时可改用酸奶试试。另外，对于水肿比较严重的患者，喝牛奶的同时要减少其他液体(水、汤等)的摄入。

三是鱼。鱼类也是一种优质蛋白来源，容易被人体吸收，而且含有丰富的不饱和脂肪酸，对合并高脂血症的患者更有益处。2两(100g)的鱼肉，蛋白质的含量在20g左右。有些深海鱼类、虾、贝类含有较高的嘌呤，如果患者的血尿酸较高，则不主张大量进食。

四是豆制品。大豆是植物蛋白，也是非常理想的优质蛋白来源，吸收利用率也高。豆制品中的豆腐、豆干、豆奶等皆可食用。不同的豆类、豆制品，它们含蛋白质的量也各有不同(图10-11)。

注意，豆芽就不属于优质蛋白了。

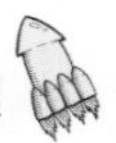

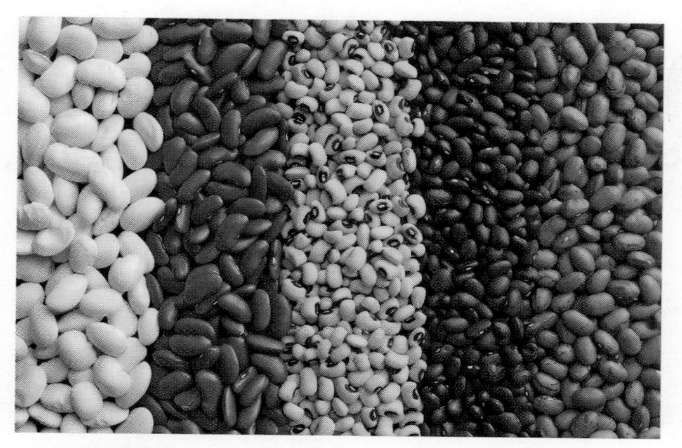

图10-11　豆类品种丰富，每一种都有各自的优点

五是鸡、鸭、鹅等禽类。作为优质蛋白的来源，也是不错的选择。

六是猪、牛、羊等红肉类。红肉类是我国居民最主要的肉类来源，缺点就是红肉中的饱和脂肪酸含量比较高，过量食用不利于心血管健康管理。

对于各种蛋白粉，可以看作是“高档的牛奶”，适合高龄、长期卧床、胃口极差的患者补充蛋白质，能正常进食的患者就没有必要靠蛋白粉来补充了。

膜性肾病患者的蛋白质摄入要求很简单，就是：适量和均衡。

同时，饮食上还要清淡、低盐，这也很关键。

即使是患者，也可以成为有滋味的人，享受有味道的生活。

（许晓娜）

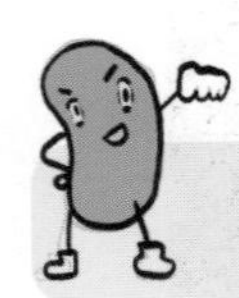

第七节 肾病四季皆可补

肾病多虚，按中医的理论有虚即可以补，故肾病患者一年四季皆可以补，进补并无季节限制。

肾病如何进补呢？

广义的“补法”就是：合理进食、适当运动、充足睡眠。

合理进食，就是什么都可以吃一点，但都不要吃太多。

总体原则以平补为主，忌肥甘厚腻、盲目燥补。春、夏、秋、冬，对应的是“生、长、收、藏”。人类要顺其自然，故夏秋季通常“清补”，冬春季则“温补”（图10-12）。

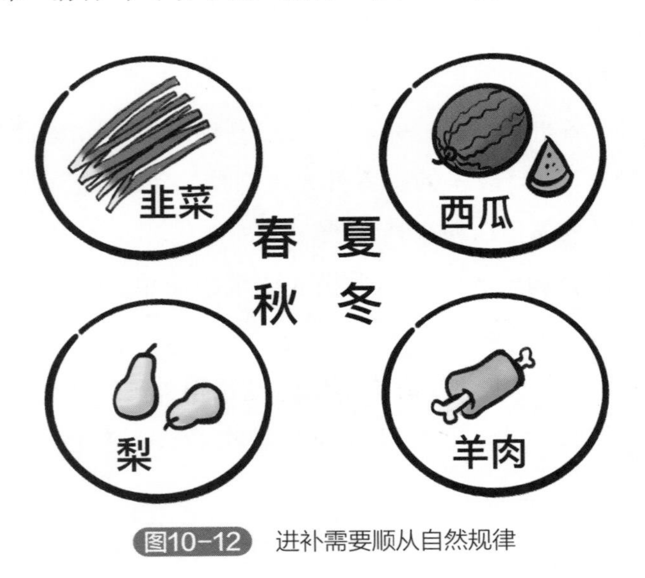

图10-12 进补需要顺从自然规律

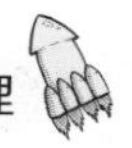

饮食上要低盐低脂，植物类蛋白和动物类蛋白要均衡摄入，还要适当补充膳食纤维。蛋白质类食物的选择可根据个人平时体质偏颇来定，推荐平时多食用鱼肉、禽畜类、奶制品等。冬季，牛肉、羊肉也可适当多吃点。豆类、薯类、蔬菜、水果、坚果等，都可以搭配食用。

平时身体抵抗力差，是否需要吃些补品？搞点药补呢？

对于长期服用激素和/或免疫抑制剂的膜性肾病患者，因免疫力低下，容易感冒或患肠胃炎，平时饮食中加用一些清补、润补的食物或药材，是可以的。比如黄芪、山药、百合、大枣可健运脾胃，黑芝麻、板栗、枸杞、桂圆等可补益肾脏。肾为先天之本，脾为后天之本，脾肾气血充足、运化畅通，可增强抵抗力。

但强调一下，最好远离保健品、药酒！

肾病患者也要坚持适当运动，可以打打八段锦、太极拳，也可跳跳舞、扭扭腰等。在早晚阳光不烈之时，可以到室外走走。

建议每周保持3~5次运动，每次时间约30分钟。

这种为“运动进补”，可以有效避免下肢血栓形成(图10-13)。

还有一种大补之法，那就是“睡眠”(图10-14)。

充足的睡眠，有利于阳气潜藏、阴精蓄积。高质量的睡眠对于机体修复、提高免疫力都大有裨益。这是有科学依据的。

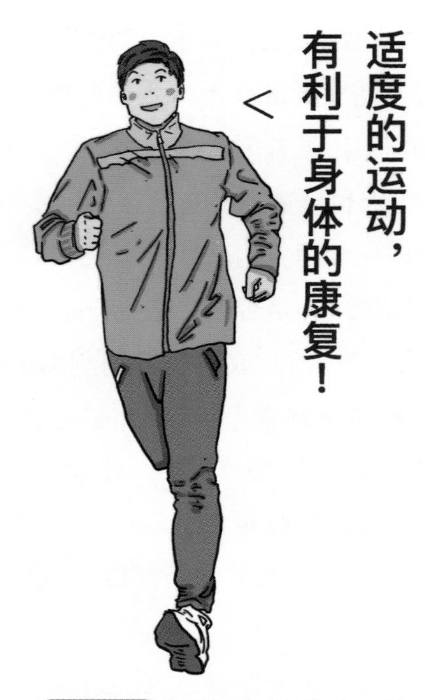

图10-13　“运动进补”也不错

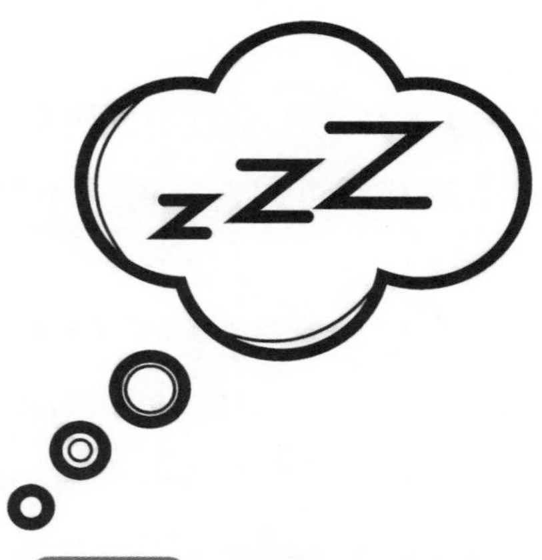

图10-14　睡眠充足，精神百倍

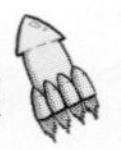

综上，肾病四季皆可补，有三种补法：平补饮食、小补运动、大补睡眠。

（秦新东）

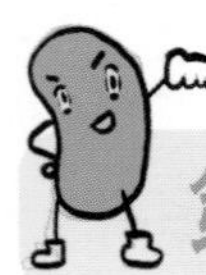

第八节 可药可食的“黄芪”

广东人认为药补不如食补，药食同源在广东盛行。

有一道粤菜非常出名，用老母鸡半只、黄芪、党参、红枣、桂圆、生姜，文火慢炖而成，这就是“党参黄芪炖鸡汤”，味道滋润香甜，很适合寒冷的冬春之时，欢乐地补补身。汤中最主要的用料就是“黄芪”。

黄芪在粤菜中的运用非常广泛。除了“党参黄芪炖鸡汤”，还有“北芪鲤鱼汤”“当归黄芪乌鸡汤”“黄芪当归羊肉汤”等，这些老火炖汤常常用黄芪作为佐料，是因为黄芪有补气益卫固表的功效，能增强人体免疫力，特别适合体虚之人调养身体，补益正气。

2019年11月25日，国家卫生健康委、国家市场监督管理总局联合发布了“关于对党参等9种物质开展按照传统既是食品又是中药材的物质管理试点工作的通知”。通知中的9种中药材为党参、肉苁蓉、铁皮石斛、西洋参、黄芪、灵芝、山茱萸、天麻、杜仲叶。这些中药现在既可作为药品、也可作为食品。

此项工作是根据《食品安全法》，按照我国传统饮食习惯和《中华人民共和国药典》修订情况，综合考虑地方需求并参考相关国际管理经验，采用食品安全风险评估的原则和方

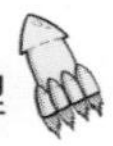

法，经系统研究、综合论证确定的。

其中黄芪的具体说明：《中华人民共和国药典(2015年版)》收载，为豆科植物膜荚黄芪和蒙古黄芪的干燥根。黄芪在山西省和甘肃省等地有作为食品原料食用的历史，主要食用方法为煲汤、炖肉、煮粥、蒸饭、入菜、火锅、传统方式泡酒等。

不仅粤菜厨师喜用黄芪，大江南北的肾科医生也擅用黄芪。

因肾病多虚，而黄芪为“补药之长”。黄芪的补气作用与人参相似。但人参是大补，能一鼓作气，作用迅猛刚强，像百米冠军。而黄芪则相对温和，燥烈之性减少，可长期慢补，似长跑健将(图10-15)。

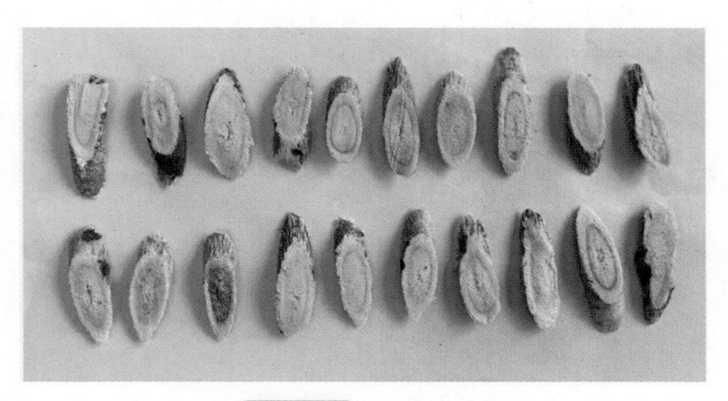

图10-15　黄芪饮片

在膜性肾病的治疗中，黄芪理所当然也常为“君药”。

我们团队开展了一项应用黄芪为主药的中药复方联合西药治疗膜性肾病的Meta分析，共纳入52篇文献，有3534例膜性肾病患者，其中中药复方联合西药组1791例，单纯西药组1743例。

结果显示：应用黄芪为主的中药复方联合西药治疗膜性肾病在降低尿蛋白、提高缓解率等方面明显优于单纯西药治疗，总缓解率分别是86.9%和68.0%，并且可降低不良反应发生率。

黄芪治疗膜性肾病的功效亦获得大量实验研究的支持，其主要成分具有强大的抗炎和抗氧化应激作用，黄芪甲苷等能有效减轻肾脏损伤。

临床使用黄芪，到底要用多大量呢？

南京的国医大师邹燕勤教授临床上采用黄芪补益脾肾之气，剂量常用至30g以上，甚者80g。天津的国医大师张大宁教授亦认为黄芪在补气利水之时，可降低尿蛋白，主张剂量要大，甚至可用到120g。广东省名中医杨霓芝教授以黄芪、三七等组方，研制了广东省中医院的院内制剂“三芪口服液”，治疗肾炎、肾病，药简量轻。

可见，黄芪具体要用多少，有南北差异、个体差异，还是要因人制宜、因地制宜。

注意，以下情况不适合使用黄芪。

比如感冒、外感发热之时，湿热重、舌苔厚浊者，正处经期等。

再次强调，慢性肾衰竭者不宜喝老火煲汤，但可用黄芪来煮粥。

（袁卓杰）

后记

疫情以来，临床诊疗工作模式发生了很多变化。既往以医患面对面沟通为主，现改为线上沟通的多了，这就迫使医生们开始重视这种非面对面的交流应对，如何能高效、准确地向患者传递出信息。

我们想了一些办法，组建膜性肾病患者的随访群，在群里患者的问题随时可以得到医护人员的解答处理，同时，建立微信公众号——膜性肾病之地界，定期推送一些诊疗常识。两年下来，总体效果还不错，患者的依从性也很好，这就解决了疫情下看病就医难的困扰。

平时的解答工作做顺了，推送的科普文章的反馈也不错，就想着编书成册，给更多的患者一些帮助。这样，就在疫情防控不能松懈的状态下，编书工作也断断续续地进行着，现在终于成书，辛苦皆有所获，特记之。

相信疫情终将过去，相信今后花团锦簇。

最后送上一张福字图，祝各位幸福安康！

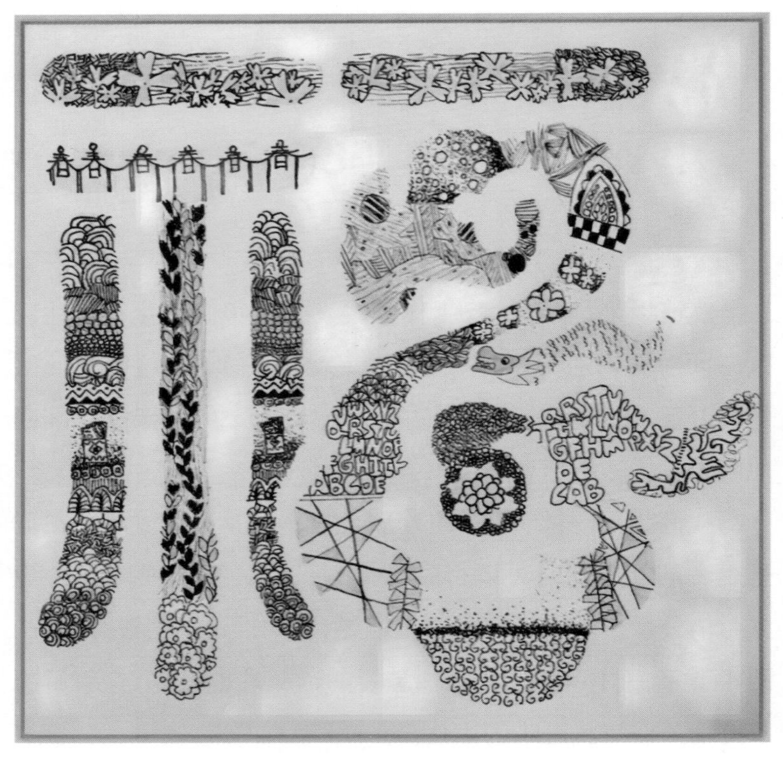

祝各位幸福安康!

编者

2022年11月10日